DES

AMPUTATIONS

ET DES RÉSECTIONS

CHEZ LES PHTHISIQUES

PAR

Charles LEROUX,

Docteur en médecine de la Faculté de Paris,
Ancien interne en médecine et en chirurgie des hôpitaux de Paris
(médaille de bronze),
Membre de la Société anatomique.

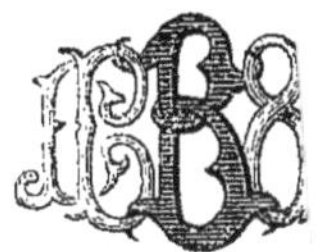

PARIS
LIBRAIRIE J.-B. BAILLIÈRE ET FILS,
19, rue Hautefeuille, près du boulevard Saint-Germain.

1880

DES

AMPUTATIONS ET DES RÉSECTIONS

CHEZ LES PHTHISIQUES

DES

AMPUTATIONS

ET DES RÉSECTIONS

CHEZ LES PHTHISIQUES

PAR

Charles LEROUX,
Docteur en médecine de la Faculté de Paris,
Ancien interne en médecine et en chirurgie des hôpitaux de Paris
(médaille de bronze),
Membre de la Société anatomique.

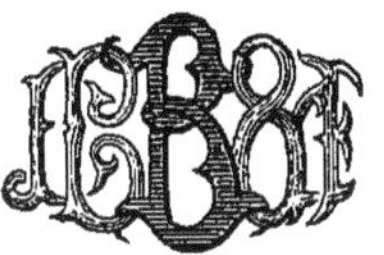

PARIS
LIBRAIRIE J.-B. BAILLIÈRE ET FILS,
19, rue Hautefeuille, près du boulevard Saint-Germain.

1880

DES

AMPUTATIONS

ET DES RÉSECTIONS

CHEZ LES PHTHISIQUES

INTRODUCTION.

Le sujet que nous allons étudier n'est certes pas nouveau ; il n'est guère de traité de chirurgie qui ne consacre, en effet, quelques lignes aux opérations chez les phthisiques, soit dans le chapitre des amputations ou des résections en général, soit à propos de la thérapeutique chirurgicale des tumeurs blanches ; il n'est guère de chirurgien qui n'ait son opinion sur ce point le fait est vrai. Mais combien y a-t-il d'auteurs qui aient pris la peine de rassembler toutes les observations connues de grandes opérations pratiquées chez les phthisiques et de commenter les résultats de ces recherches ? Nous n'en connaissons point.

Dans les nombreux travaux que nous avons parcourus, nous avons trouvé sur ce sujet les opinions les plus diverses; mais toutes sont plutôt le résultat d'une appréciation de sentiment, d'une impression du moment, que fondées sur l'examen des faits. Nous n'avons point découvert, sur ce point, de travail d'ensemble et la raison, la voici :

Pendant de longues années, dans tous les travaux sur les amputations ou les résections, on s'occupait évidemment beaucoup de statistiques, on comparait entre eux les résultats opératoires qu'avait obtenus tel chirurgien français ou tel chirurgien étranger ; on classait la gravité des opérations en divers groupes, d'après la nature de la lésion déterminante, d'après l'époque de l'intervention, etc., on faisait jouer un rôle capital à l'âge, à l'air atmosphérique chargé ou non de germes, au procédé opératoire, au mode de pansement antiseptique ou non, au souffle épidémique, etc. On s'occupait, en un mot, de tout, sauf du blessé, sauf de celui qui reçoit le choc opératoire. On étudiait la blessure, le milieu, mais peu le blessé. Il semblait que l'état d'intégrité ou de maladie de son organisme ne fût que fort secondaire dans l'appréciation des résultats, et que la recherche de sa constitution importât peu. On séparait en quelque sorte le sujet médical du sujet chirurgical.

Et cependant cette séparation de la médecine et de la chirurgie, irrationnelle en soi, n'existe pas et ne doit pas exister.

En 1842, Alquié de Montpellier (1), dans son cours de pathologie chirurgicale, s'exprimait ainsi : « Ce n'est pas dans cette école que se forma la séparation de la médecine et de la chirurgie. L'idée de cette disjonction irrationnelle ne pouvait naître au sein d'une école où l'homme est regardé

(1) Cours de pathologie chirurgicale, 1848, p. 8. Montpellier.

comme un être harmonique, dans lequel tout consent, tout conspire, tout agit vers le même but ».

Le chirurgien, disait Bérard (1), doit un être un « médecin opérant ». L'appel d'Alquié et de Bérard était resté sans écho.

Ce n'est, en effet, que depuis quelques années que plusieurs chirurgiens, à la tête desquels il faut placer notre savant maître, M. le professeur Verneuil, se sont élevés contre cette méthode défectueuse de faire des statistiques, et en montrant que dans les résultats opératoires il y avait trois points à considérer, le blessé, la blessure et le milieu, ils ont fait entrer la chirurgie dans une voie féconde en résultats. C'est ce qu'en 1867 M. Verneuil faisait ressortir dans une note lue au congrès médical international de Paris et intitulée : « Des conditions organiques des opérés et de l'influence des états constitutionnels diathésiques sur le résultat des opérations chirurgicales. »

Depuis lors, soit par ses propres travaux, soit par ceux qu'il a inspirés à ses élèves, M. Verneuil a montré le rôle capital que devaient jouer, dans le pronostic des lésions traumatiques et dans les résultats opératoires, les maladies constitutionnelles et les affections viscérales qui les accompagnaient ordinairement.

Ces idées que notre éminent maître répandait en France, en même temps que Sr James Paget, dans ses cliniques, les propageait de son côté en Angleterre, ne devaient point seulement nous expliquer la cause des accidents et des complications des lésions traumatiques, celle aussi des insuccès fréquents des opérations pratiquées chez certains malades diathésiques ou atteints d'une affection viscérale grave, hépatique ou rénale, etc., mais elles devaient aussi nous ouvrir une

(1) Cité par Finelli. Th. de Montpellier, n° 18, 1878, p. 8.

voie plus large et nous conduire à des résultats plus pratiques, elles devaient, en un mot, nous permettre de poser les indications ou contre-indications des opérations chez les diathésiques, ou chez ceux que nous appellerions volontiers, avec notre maître, les « blessés ou les opérés malades ».

Sur ce point, beaucoup reste encore à faire.

Pendant le cours de l'année que nous avons passée en qualité d'interne dans le service de notre cher maître, M. le professeur Verneuil, nous avons eu l'occasion de voir quelques opérations pratiquées chez des phthisiques. C'est alors que M. Verneuil nous engagea à étudier cette question, à rechercher quels étaient les résultats de l'intervention, et à voir enfin si de ces recherches on pouvait déduire quelques indications ou contre-indications qui guidassent l'intervention chirurgicale.

Nous nous sommes mis à l'œuvre, mais les difficultés que nous avons rencontrées ont été grandes. Pour discuter sur des faits, il nous fallait de nombreuses observations et des observations bien complètes et bien prises ; ce qui est fort rare, mais ce qui se comprend, puisque les malades non point été suivis à notre point de vue, et que, dans les observations d'amputation ou de résection, les seuls points notés avec soin sont les procédés, les modes de pansements et le mode de guérison opératoire. Quant à l'état général, ou bien il n'en est pas question, ou bien c'est en deux ou trois mots qu'il est indiqué. Quant à ce que devient l'opéré quelques mois ou quelques années après, on l'ignore.

Nous n'avons recueilli que les observations dans lesquelles l'état de la poitrine était assez nettement indiqué pour que le diagnostic ne fût point douteux; ou celles encore dans lesquelles, la mort suivant très rapidement l'opération, l'autopsie démontrait l'existence de tubercules à divers degrés d'évolution dans les poumons ou ailleurs, afin qu'on ne pût douter du rapport de cause à effet entre les deux facteurs : opération et tuberculose; et le résultat : mort.

Et encore, même dans ce choix d'observations existe-t-il beaucoup de lacunes; aussi nos résultats, bien que déduits le plus strictement qu'il nous a paru, n'ont peut-être pas toute la valeur d'exactitude possible. Cependant, si ces résultats ne sont pas complètement vrais en soi, nous espérons toutefois avoir posé nettement la question et l'avoir discutée dans ses points les plus saillants.

Que M. le professeur Verneuil, qui nous a inspiré ces recherches, accepte l'hommage de ce travail comme un faible témoignage de notre reconnaissance.

ETAT DE LA QUESTION.

Nous n'avons nullement l'intention de faire ce qu'on appelle l'historique de la question, et cela pour plusieurs raisons. Nous n'avons trouvé d'abord aucun travail d'ensemble analogue au nôtre, reposant sur de nombreuses observations. Parmi tous les auteurs que nous avons consultés, quelques-uns expriment à ce sujet une opinion basée simplement sur deux ou trois faits de leur pratique personnelle et favorable ou défavorable à l'intervention, suivant que la série a été heureuse ou malheureuse; d'autres auteurs émettent des idées absolument théoriques; le plus grand nombre ne s'occupe point de cette question. On se contente dans les statistiques de rejeter un certain nombre d'insuccès sur l'existence de la phthisie, mais fallait-il opérer? Pourquoi a-t-on opéré? c'est ce qui n'est pas dit.

De plus, que serait un tel historique? sinon l'accumulation des opinions les plus opposées, laquelle ne nous conduirait à aucun résultat. Nous préférons, par quelques citations choisies dans les travaux qui se rapprochent de notre sujet, montrer dans quel état de vague et d'incertitude se trouve cette question des opérations chez les phthisiques.

Sans vouloir remonter très loin dans cette étude, nous ne pouvons laisser de côté l'opinion des maîtres qui ont fait et qui font encore autorité dans beaucoup de ces grandes questions de l'intervention chirurgicale.

Boyer (1) était d'avis qu'il fallait opérer quand tous les moyens avaient échoué, que les désordres étaient grands et surtout qu'il y avait en même temps dévoiement, fière hectique, affaiblissement considérable et danger de mort. Il attendait pour opérer que le malade fût cachectisé, épuisé par la douleur et la suppuration.

Velpeau (2), Gerdy (3), Malgaigne (4), adoptèrent complètement cette manière d'agir. Gerdy conseillait d'opérer, même lorsqu'il existait des tubercules à l'état de crudité ; il rapporte deux exemples favorables à cette pratique. Nous verrons dans le cours de ce travail dans quelles limites ces opinions sont admissibles.

Dans une thèse fort remarquable intitulée « Des tubercules au point de vue chirurgical, » Bauchet (5) est d'avis que la phthisie ne doit pas toujours faire reculer le chirurgien devant une opération grave : « il est important, dit-il, pour prendre une

(1) Leçons du citoyen Boyer, 1803, t. II, p. 209.

(2) Nouveaux éléments de médecine opératoire, 1839, t. II, p. 338.

(3) Arch. gén. de méd., 1840, 3e série, t. IX, p. 20.

(4) Arch. gén. de méd., 1842, t. XIV.

(5) Bauchet. Th. de concours d'agrégation, 1857, chap. III, p. 114.

décision de rechercher si les symptômes de tuberculose pulmonaire ont précédé ou suivi l'évolution de l'affection chirurgicale... Dans le second cas surtout la phthisie, même à une période déjà avancée, n'est plus une contre-indication aussi formelle. » C'est là une conclusion fort juste en apparence; nous aurons, dans le cours de ce travail, l'occasion de discuter ce point et nous verrons ce qu'il faut penser de cette opinion de Bauchet. Ces conseils malheureusement sont purement théoriques et nous ne trouvons pas d'observations à l'appui. L'auteur nous cite bien, et cela sans plus de détails, l'histoire de deux hommes qui, atteints de tumeur blanche du genou et de phthisie pulmonaire au premier degré, furent amputés en 1847, et chez qui les symptômes de phthisie disparurent. Il revit l'un d'eux en 1850, c'est-à-dire trois ans après, sa santé était toujours excellente.

C'est évidemment sur le souvenir de ces deux faits qu'est basée l'opinion favorable de Bauchet,

De même M. le Dr Cadeau (1), influencé par le récit de quelques cas heureusement terminés, dans lesquels l'ablation d'un foyer de suppuration a considérablement amélioré et même guéri les lésions pulmonaires, incline pour l'intervention chirurgicale.

Parcourons d'autres auteurs, et nous rencontrons l'opinion diamétralement opposée; c'est qu'ici la série a été mauvaise et que les résultats n'ont guère été favorables.

« Lorsqu'il y a réellement tuberculose pulmonaire, dit Crocq, (2), l'amputation est impuissante à en arrêter la marche, elle tend au contraire à l'accélérer; par la suppression du foyer d'irritation périphérique on sollicite le raptus inflammatoire à se porter davantage vers le foyer pulmonaire. Loin

(1) Cadeau. Influence des suppurations prolongées sur la production des tubercules pulmonaires. Th. de Paris, 1874.

(2) Crocq. Traité des tumeurs blanches. Bruxelles, 1853, p. 613.

d'être utile, elle sera nuisible et en précipitera la marche vers le terme fatal. Elle ne doit jamais être pratiquée dès qu'une exploration attentive de la poitrine démontre l'existence de la phthisie. La seule chose à faire c'est de traiter les deux maladies qui offrent d'ailleurs des indications analogues. » C'est évidemment là une abstention très absolue et une affirmation très nette, inspirée par deux faits successifs terminés par la mort. (Obs. 21-22).

C'est alors que pour appuyer et confirmer son appréciation, Crocq nous dit ailleurs (1) qu'il a vu pratiquer des amputations chez des tuberculeux et que le plus souvent la mort a été le résultat de l'opération; que d'autre part il a vu des malades guérir tout à la fois de leur tumeur blanche et de leur tuberculose pulmonaire. « J'ai même vu, ajoute-t-il, la tuberculose vertébrale coexistant avec la phthisie pulmonaire guérir complètement...... Je me demande si dans les cas rares dans lesquels on a réussi en amputant des tuberculeux, ils n'auraient pas guéri aussi bien sans amputation. »

Paquet, dans son important mémoire, (2) rapporte 14 observations d'amputations pour tumeurs blanches, deux des opérés sont phthisiques, tous deux meurent. Résultat peu encourageant et peu favorable à l'intervention.

M. Verneuil ne croit pas au résultat favorable de l'intervention chez les phthisiques. On ne les guérit pas en les amputant, pas plus que les scrofuleux. « Le plus souvent, dit-il, (3) dans le premier semestre qui suit l'opération le succès est complet, mais si vous suivez les opérés, si vous cherchez à savoir de leurs nouvelles deux ans, trois ans après l'opération, vous vous apercevez que les deux tiers sont morts. Le succès

(1) Crocq. Bull. Acad. royale de chirurgie, 1860, p. 613.
(2) Étude sur les tumeurs blanches. Th. 1867, nº 180.
(3) In Clinique inédite.

de l'opération avait cependant été complet ; aussi sont-ils sortis guéris : guéris de leur affection chirurgicale, ils sont morts de l'influence tardive qu'a eue l'opération sur leur constitution. Lorsqu'on cherche la solution d'un tel problême, il faut savoir distinguer entre deux sortes de succès : le succès opératoire et le succès thérapeutique ; le succès opératoire existe quelquefois, l'insuccès thérapeutique est la règle. »

Entre ces opinions extrêmes mais nettement affirmées, se rangent celles d'autres auteurs qu'un succès temporaire rend fort indécis;

M. Clipet (1) tire de ses observations cette conclusion qu'il est à peu près impossible de prévoir quel sera l'effet produit par une opération, quelle qu'elle soit sur la marche de la tuberculose. Une statistique serait nécessaire. Il n'admet alors que les opérations d'urgence « c'est-à-dire celles qui délivrent le malade d'une mort imminente, ou d'une cause d'épuisement qui doit hâter la terminaison funeste. » Il reproduit alors l'idée de Bauchet, à savoir que lorsque la tuberculose suit l'affection chirurgicale, la contre-indication n'est pas aussi formelle, car on a vu des guérisons dans ces conditions et « si on peut en opérant prolonger de quelques mois la vie du malade, n'aura-t-on pas sagement agi ? »

En Angleterre, les chirurgiens paraissent être assez favorables à l'intervention.

Holmes (2) reconnaît que la phthisie doit peser d'un grand poids dans les contre-indications opératoires ; cependant, dit-il, il ne faut pas repousser toute intervention. Il se souvient, en effet, que dans quelques cas, l'ablation du mal chirurgical a amélioré l'état général, entre autres chez un enfant

(1) Des rapports des lésions traumatiques avec les maladies générales. Th. 1867, nº 93, p. 41.

(2) Holmes. Thérapeutique des maladies chirurgicales des enfants, trad. Larcher, p. 72.

qui souffrait beaucoup d'une arthrite du coude et qui fut amputé pour des douleurs vives ; il s'ensuivit un grand soulagement et une grande amélioration dans l'état général. Malheureusement, ajoute-t-il, ces opérations donnent peu de succès durables.

Sr James Paget (1) pense que, lorsqu'on opère chez des phthisiques, les risques des opérations sont fort grands. Dans le cas de phthisie à marche rapide, on doit se dispenser de toute opération importante ; mais si la maladie pulmonaire est chronique et suspendue, on peut intervenir. « J'ai vu, dit-il, tant d'avantages procurés aux patients atteints de phthisie chronique par l'ablation des membres affectés d'arthrites, que je suis disposé à parler fortement en faveur de l'opportunité générale de toute opération qu'ils peuvent raisonnablement réclamer. »

En Allemagne, les avis sont assez partagés, mais la plupart des chirurgiens considèrent l'intervention chez les phthisiques comme inutile et même dangereuse.

« Si l'hecticité, dit le Dr Fock (2), a sa source dans la suppuration, elle cessera après l'opération ; si elle est due à une autre cause, l'opération ne sauvera pas la vie.

Il faut surtout regarder aux poumons. Si on y trouve de la phthisie, aucun salut n'est à attendre de l'intervention. Celle-ci accélérera l'issue fatale. Souvent la phthisie est latente et se dévoile après l'opération.

La sueur, la fièvre, la toux ne suffisent pas pour arrêter l'opérateur ; ces signes peuvent dépendre de la faiblesse du patient ; nous en dirons autant des crachats sanguins, témoin le cas d'Erichsen (1857) où tous ces signes objectifs et physiques d'une tuberculose s'évanouirent. »

(1) J. Paget. Clinique chirurgicale, p. 39.
(2) Arch. Langenbeck, t. I, p. 180.

Le Dr Doutrelepont, (1) de Berlin, est d'avis qu'il faut préférer l'amputation à la résection chez les tuberculeux. L'amputation guérit assez vite, mais la résection forme une poche suppurante qui favorise la tuberculose. Sous l'influence de la suppuration prolongée, beaucoup de réséqués meurent de tuberculose et de dégénérescence amyloïde des différents viscères. « Je poserais volontiers comme contre-indication d'une résection du coude la présence d'une tuberculose déjà indiscutable, »

M. Eubenburg (2) cite l'opinion de Billroth qui regarde toute opération comme contre-indiquée par la présence de la matité des sommets ; mais il croit cette opinion exagérée.

Le Dr. Konig (3) regarde une tuberculose avancée comme contre-indiquant la résection du genou ; mais une tuberculose quoique prouvée, si l'état général est bon, ne doit pas arrêter, au contraire.

Le Dr Bryck (4), rapportant brièvement trois cas de résection terminés par la mort, dit qu'il semble que « dans ces cas la tuberculose se développe avec une rapidité que rien ne peut enrayer, et le sujet est enlevé avant la complète cicatrisation de la plaie. »

Volkmann (5), dans ses cliniques, résume ainsi son opinion sur la mortalité des résections dans les différents pays. « La mortalité des résections est très grande chez nous, plus grande encore en France. Quant aux Anglais, ils font ces opérations plus hardiment, et avant que le malade n'ait été épuisé par la suppuration, d'où la moins grande fréquence des tubercules dans les statistiques.

(1) Arch. Langenbeck, t. VI.
(2) Langenbeck's Archiv, VII, p. 618.
(3) Langenbeck's Archiv, t. IX, p. 177.
(4) Langenbeck's Archiv, t. XIII, p. 213.
(5) Cliniques de Volkmann. Leipsig, 1873.

« En Allemagne, la statistique donne moitié (et plus) de morts. Dans l'autre moitié tous les cas ne réussissent pas, car nombre de malades survivant à l'opération sont emportés par la tuberculose, l'albuminurie, etc. »

Quelques auteurs, un petit nombre à la vérité, tranchent la difficulté en ne s'occupant point de la question. D'autres renoncent à guider l'intervention. « Le chapitre des indications et contre-indications, messieurs, est difficile à tracer, c'est un chapitre qu'on n'écrit pas ; il est pour la grande majorité des cas le résultat de l'expérience et de l'aptitude clinique du chirurgien. » Ainsi s'exprime Giraldès dans une leçon clinique (1) sur la résection coxo-fémorale dans la coxalgie.

La difficulté est grande, il est vrai, mais raison de plus pour l'attaquer en face et chercher à la résoudre. Si dans ces cas l'expérience et l'aptitude clinique du chirurgien peuvent seules servir de guide, à combien d'erreurs n'est-on pas exposé dans ses débuts !

Au milieu de toutes ces opinions, il fallait chercher de quel côté était la vérité. Pour aborder franchement ce problème, nous avons momentanément fait abstraction de tout ce qui avait été dit : il est si facile de voir avec les yeux des autres. Puis nous avons rassemblé toutes les observations que nous avons rencontrées, et en comparant ces seuls faits, nous avons essayé de nous former une opinion, quitte à contrôler plus tard nos assertions et à les consolider par les témoignages des auteurs qui nous ont précédés.

Nous avons dû évidemment restreindre nos recherches aux grandes opérations, amputations et résections, pour ne point point dépasser les limites que nous nous étions assi-

(1) Giraldès. Leçons sur les maladies chirurgicales des enfants, 1869, p. 659.

gnées ; les données générales sont les mêmes et les termes du problème identiques. D'autres travaux pourront compléter ces résultats (1).

Ce travail comprend trois parties. Dans la première, nous étudions le terrain sur lequel on opère.

Dans la seconde, nous exposons les résultats obtenus jusqu'alors.

Dans la troisième, nous cherchons à expliquer les causes des échecs multiples et nous montrons les moyens d'améliorer ces résultats.

Des conclusions générales terminent ce travail.

(1) Nous sommes heureux de pouvoir remercier nos amis MM. Ernous et Desennes de l'obligeance avec laquelle ils se sont mis à notre disposition pour faire quelques recherches dans les journaux étrangers.

PREMIÈRE PARTIE

CHAPITRE PREMIER.

DES PHTHISIQUES

Avant d'apprécier les résultats qu'a donnés l'intervention chirurgicale chez les phthisiques, il nous faut tout d'abord connaître le terrain sur lequel on a opéré ; car si l'issue finale d'une opération dépend de conditions multiples, l'état constitutionnel de l'opéré joue évidemment un grand rôle, sinon le rôle le plus important. Pour nous en tenir à notre seul sujet, il est évident que tous les phthisiques ne sont pas égaux devant les traumatismes chirurgicaux ; et sous peine d'erreur capitale, on ne peut assimiler un sujet qui porte des tubercules même ramollis dans ses poumons, mais dont les grandes fonctions sont encore peu altérées, à tel autre qui, avec les mêmes lésions pulmonaires, est pâle, maigre, cachectique, et semble être arrivé à l'extrême limite de la vie. Quelle différence, en effet, entre ces deux malades. Chez le premier, les grandes fonctions d'hématopoièse, de nutrition, etc,, sont peu ou point atteintes, l'appétit est encore assez bon, les forces suffisantes. S'agit-il au contraire d'un phthisique, miné par la fièvre, cachectisé par les sueurs, la diarrhée, l'expectoration ; les fonctions générales sont profondément troublées, fait facile à comprendre, si l'on se souvient quel est dans ces conditions l'état des principaux viscères : le foie, les reins sont atteints de dégénérescence graisseuse ou amyloïde ; le cœur altéré est près de l'impuissance, le sang lui-même ne préside plus ou à peine aux échanges nutritifs, les pertes sont énormes : diarrhée, sueurs, expectoration, les recettes sont nulles ou presque nulles.

On comprend dès lors combien il est nécessaire d'établir une grande distinction entre ces diverses variétés de phthisiques ou, avec M. Peter, entre les tuberculeux et les phthisiques ; et, dans cette distinction, nous avons plus en vue l'état général que l'état local ; car si le parallélisme admis entre la lésion tuberculeuse et le degré de phthisie pulmonaire existe ordinairement, il est loin d'en être toujours ainsi. Déjà M. Pidoux (1) avait montré toute l'importance de cette distinction. « Il n'est pas rare, dit-il, d'observer des phthisies que l'auscultation révèle presque seule. Elle donne en effet les signes d'un deuxième ou d'un troisième degré plus ou moins circonscrit, sans que les forces générales aient sensiblement souffert... Réciproquement on voit des sujets déjà cachectisés avec une lésion locale minime presque inappréciable. »

Tel est aussi l'avis de M. le professeur Peter. (2)

« Tel individu est miné par une fièvre continue, par des sueurs profuses, et arrive rapidement au marasme, chez lequel on n'entend qu'un amoindrissement du murmure respiratoire, ou les râles sous-crépitants des granulations tuberculeuses ; ce qui revient à dire qu'il est au *troisième* degré de sa phthisie alors que ses tubercules pulmonaires ne sont qu'au *premier* degré de leur évolution.

« A coté de ce phthisique si avancé dans sa phthisie et si peu dans ses tubercules, il importe de signaler ceux qui présentent les conditions inverses; c'est-à-dire qui ont des cavernes et un état général satisfaisant, des tubercules pulmonaires au troisième degré et une phthisie à peine au premier. »

(1) Pidoux. Études sur la phthisie, 1874, p. 353.
(2) Peter. Leçons de clinique médicale, 1879, t. II, p. 4.

Ce n est point à dire qu'il faille négliger la lésion, mais tout en tenant compte de cette dernière et du signe qui l'accuse, il ne faut pas oublier « l'individu qui les présente et qui réagit en vertu de ce qui lui reste de sa force de vitalité contre la déviation morbifique qui tend à dégrader son organisme. Beaucoup n'ont pas su voir suffisamment qu'à l'influence néfaste de la tuberculisation peuvent résister deux forces : la *tolérance de l'organe* et la *tolérance de l'organisme.*

« J'entends par *tolérance de l'organe*, la force — véritable force d'inertie, — qui lui fait supporter un plus ou moins long temps sans en être autrement troublé que d'une façon mécanique, la présence du corps offensif, le tubercule.

Mécaniquement, en tant que corps étrangers, les tubercules ne peuvent produire d'autre trouble fonctionnel que de la dyspnée, en raison proportionnelle de leur nombre et de leur volume, c'est-à-dire de la place qu'ils occupent et du rétrécissement qu'ils produisent dans la surface hématosante. Mais, *dynamiquement*, les accidents qu'ils provoquent sont subordonnés à la susceptibilité, c'est-à-dire à l'irritabilité du parenchyme envahi, or cette irratibilité du parenchyme n'est autre que celle de ses nerfs, lesquels sont le grand sympathique et le pneumogastrique. Plus excitable donc sera le sympathique vasculaire du poumon et plus vite se fera l'hyperémie à l'entour et même au loin du tubercule (hypérémie périphymique et paraphymique), avec ses conséquences possibles, l'hémorrhagie et la phlegmasie ; que si de son côté, le pneumogastrique se cabre, alors son territoire fonctionnel pourra en être ébranlé tout entier, il y aura spasme dans le département *laryngé*, c'est la toux qui peut être incessante et analogue à celle de la coqueluche, tandis qu'il y aura parésie dans le département *cardiaque* d'où la fréquence excessive des battements du cœur; d'où ces palpitations si pénibles aux tuberculeux, qu'elles sont souvent le premier trouble pour lequel ils consultent ; il y aura enfin parésie ou spasme dans le département *stomacal :* d'où la dyspepsie, la flatulence, les vomissements par la toux, ainsi que dans la coqueluche. Or, ce sont là autant de phénomènes des plus importants, qui donnent à la tuberculisation une forme, comme une marche spéciale et que je ne fais qu'indiquer ici à grands traits, pour y revenir longuement plus tard.

J'entends par *tolérance de l'organisme*, la résistance de celui-ci à la lésion de l'organe, et, dans l'espèce, elle résulte de l'intégrité des formes digestives, de l'intégrité de l'innervation générale et enfin de l'intégrité de la circulation, d'où l'absence de fièvre.

C'est en vertu de cette double tolérance, spécialement de la dernière, que tel individu pourra résister pendant des années la tuberculisation de ses poumons, surtout s'il y a coïncidence de ce que j'appelle les phénomènes de *compensation* et les phénomènes de *substitution*.

Les phénomènes de *compensation* consistent dans l'intégrité des fonctions d'hématopoïèse, c'est-à-dire des organes qui président à celle-ci : tube digestif, foie, reins ; de sorte qu'il y a pendant un long temps réparation de ce côté des pertes que fait l'organisme par le système respiratoire.

Les phénomènes de *substitution* qui s'opèrent vers la périphérie sont des éruptions tutélaires, sorte de dérivation spontanée ; la fistule à l'anus, la leucorrhée, les hémorrhoïdes médiocrement fluentes, etc. ; toutes choses que le médecin intelligent respecte et dont Trousseau me disait « qu'elles sont des maladies qu'il ne faut pas guérir ».

Laissons de côté les phénomènes de substitution sur lesquels nous aurons à revenir dans le cours de ce travail, et ne nous occupons pour le moment que de la « tolérance de l'organe » et de la « tolérance ou résistance de l'organisme » ; c'est là que nous trouverons l'explication de cette différence d'action du traumatisme opératoire chez tel ou tel autre phthisique. La réceptivité individuelle variant, quoi d'étonnant que les résultats de l'opération varient.

Tel phthisique se présente avec une tumeur blanche suppurée, on l'ampute, il succombe en huit jours à une poussée tuberculeuse nouvelle ou à une évolution plus rapide de sa phthisie; c'est là un exemple d'intolérance organique.

Tel autre supportera parfaitement l'opération ; cette dernière ne retentira point sur la marche de la lésion pulmonaire ; avec cela, jouit-il de la tolérance de l'organisme, possède-t-il une force de résistance suffisante contre la lésion pulmonaire et la lésion chirurgicale ? Et alors, il pourra s'améliorer, peut-être même guérir complètement.

Cette manière de comprendre le « malade » ou le « blessé », permet de saisir les différences de réaction individuelle contre la maladie ou contre le traumatisme, différences qu'il est souvent fort difficile de connaître d'avance, mais que l'on peut toutefois soupçonner, surtout en ce qui concerne la tolérance et la force de résistance de l'organisme.

Nous croyons, en effet, que c'est surtout dans l'état d'intégrité ou de profonde altération des principaux viscères qu'il faut chercher en grande partie cette différence de résistance de l'individu.

On sait effectivement que la tuberculose s'accompagne dans un temps variable suivant la forme et la marche de l'affection, de dégénérescences secondaires, graisseuse ou amyloïde, du foie, des reins, etc. Or, on connaît bien maintenant (1) la gravité qu'ont les opérations pratiquées chez ces sujets atteints

(1) Voir : *Foie*; Verneuil : Bull. soc. chir. 1868. — Ictère traumatique, in Bull. acad. de méd. 1872; congrès Bruxelles, 1875. — Pouget : thèse, Paris, 1876. — Longuet : Influence des maladies du foie sur la marche des traumatismes. Thèse, Paris, 1877.

Reins. Verneuil : Bull. soc. anat. 1869; Bull. acad. de méd. 1877, février. — Devouy : Des relations de l'érysipèle avec les affections rénales.

de diverses lésions hépatiques ou rénales, même sans qu'il existe de tuberculose pulmonaire.

Ces lésions secondaires, qui n'existent pas, ou à un faible degré chez le tuberculeux, chez le phthisique au début, sont déjà plus marquées chez le phthisique au second degré et irrémédiable chez le phthisique au troisième.

Nous attachons une grande importance à ces lésions secondaires, car nous croyons qu'elles jouent un rôle dont il faut tenir compte, rôle aussi important au point de vue du pronostic chirurgical qu'à celui du pronostic médical.

En résumé, c'est surtout d'après l'état général et d'après l'état des principaux viscères et des principales fonctions que nous établissons le degré de phthisie plutôt que d'après l'état local du poumon. Il est certain que, dans toutes ces considérations, nous avons en vue la phthisie chronique à marche lente.

CHAPITRE II.

DE LA PHTHISIE.

I. *S'agissait-il toujours de phthisie? pyohémie chronique, dégénérescence amyloide ;* II. *Curabilité d'après la forme, l'individu, les conditions extérieures.*

I

La phthisie est-elle curable? Telle est la question qui domine en grande partie les conclusions de ce travail. Faut-il accepter comme tels des faits de guérison complète de la phthisie après l'intervention chirurgicale ? Si, en effet, cette affection est totalement incurable, l'opération pratiquée pour débarrasser un phthisique d'une tumeur blanche, par exemple, que l'on regarde comme la cause de l'épuisement du malade et celle de l'accélération de la maladie, l'opération, disons-nous, ne sera que palliative, et jamais alors le chirurgien opérant dans ces conditions ne pourra songer à pratiquer une opération curative.

Il est donc important de résoudre ce premier point avant d'aborder l'étude des résultats opératoires chez les tuberculeux et les phthisiques.

Cette discussion est loin d'être inutile, puisque quelques auteurs, imbus de l'idée que la phthisie était incurable, ont refusé d'admettre certains cas de guérison complète après amputation, et que, partant de cette idée, ils ont cherché ailleurs que dans la tuberculose pulmonaire l'explication des signes trouvés à l'auscultation.

C'est ainsi que Velpeau (1) pense que chez certains individus, atteints de tumeurs blanches anciennes, on trouve à l'auscultation de la poitrine des signes qui font diagnostiquer la phthisie pulmonaire, bien qu'en réalité ce ne soit pas autre chose, d'après lui, qu'une sorte de pyohémie chronique, dont le point de départ est dans l'affection articulaire ; et la preuve, dit-il, c'est qu'on ampute et que rapidement le malade recouvre la santé et guérit de ses lésions pulmonaires ; or la phthisie ne guérit pas.

M. le professeur Richet (2), dans son mémoire, rappelle

(1) Velpeau. Leçons cliniques sur les tumeurs blanches. Arch. gén. de méd., 1837.

(2) Mémoire sur les tumeurs blanches, in Mém. de l'Acad. de méd., 1853, t. XVII, p. 37.

l'opinion de Velpeau et cite les deux faits suivants pour montrer que ce chirurgien pourrait bien avoir raison.

Une jeune malade qui était sur le point d'être amputée du pied est auscultée avec soin par Andral et Bouillaud ; ces deux médecins diagnostiquent l'existence de la tuberculose pulmonaire. M. Velpeau opère quand même, convaincu que « la source du mal réside dans ce foyer purulent de la jointure ». L'événement, ajoute M. Richet, justifie cette entreprise hardie. La malade guérit et deux ans après je la revis, elle était devenue grasse, fraîche et bien portante.

Un sujet atte intde synovite suppurée du genou meurt d'accidents thoraciques. On trouve à l'autopsie une suppuration des ganglions iliaques, des ganglions thoraciques, deux abcès des poumons et quelques tubercules, qui n'étaient peut-être que des noyaux de pus concrété d'aspect tuberculeux !

Ces deux faits que M. Richet cite pour confirmer l'opinion de Velpeau à laquelle il semble se rattacher, ne nous paraissent guère démontrer l'existence de cette pyohémie chronique, susceptible de guérison.

Cette idée de Velpeau, de M. Richet, fut reprise en 1873 par M. Baudoin dans une thèse (1) intitulée « Considérations sur une nouvelle forme d'accidents consécutifs aux suppurations chroniques externes. » Pour appuyer son opinion, l'auteur cite des cas de malades opérés de castration pour des épididymites caséeuses qu'à l'exemple de M. Richet, il considère comme n'étant nullement de nature tuberculeuse (2) qui tous ont guéri ; d'autres encore dans lesquels les malades présentaient du côté des sommets les signes suivants : matité, souffle,

(1) Th. de Paris, 1873.

(2) M. Richet est dualiste. Voir Reclus, Du tubercule du testicule, 1876, p. 15.

craquements humides, râles sous-crépitants, etc, chez qui l'intervention chirurgicale fut suivie d'une guérison complète.

« Il est évident, ajoute-t-il que dans tous ces cas, les poumons tout en présentant les signes physiques de la tuberculose n'étaient pas tuberculeux, car la phthisie ne guérit pas. » C'était conclut-il une sorte de pyohémie chronique.

Malheureusement ces déductions sont entièrement théoriques et aucune autopsie ne vient en démontrer l'exactitude. Il n'est donc nullement prouvé que, dans ces cas, il s'agissait de pyohémie chronique et non de tuberculose qui ait subi une amélioration ou un moment d'arrêt par le fait de l'opération. Pour notre compte nous serions disposé à le croire, l'épididymite caséeuse n'étant pour nous qu'une des manifestations multiples de la tuberculose.

Ce n'est pas que nous ayons l'intention de nier l'existence d'une sorte de pyohémie chronique pouvant se terminer par la guérison; il en existe des exemples fort nets. Les abcès qui se forment en divers points de l'économie à la suite d'une variole grave, d'une fièvre typhoïde, chez certaines femmes en couche, en sont la preuve; ce sont là des phénomènes critiques.

Nous-même avons observé un cas de ce genre chez un vieillard de 80 ans. Cet homme, atteint depuis plusieurs mois d'une cystite chronique purulente, fit des abcès multiples en divers points du corps, aux jambes, au dos, au cuir chevelu, etc. Ces abcès s'ouvrirent et se cicatrisèrent. Le malade survécut encore plusieurs mois à cette complication et ne mourut d'épuisement que quelque temps après. Il existait évidemment là une sorte de pyohémie chronique, de diathèse purulente, dont la source était évidemment dans le foyer local de suppuration. Mais ces faits sont assez rares et nous ne croyons guère qu'ils s'accompagnent de lésions des poumons suffisantes pour donner les signes physiques de la tuberculose pulmonaire et que, consécutivement à l'intervention, ils puissent se terminer par la guérison, après l'ablation du foyer purulent. Les cas susceptibles de guérison nous paraissent surtout être ceux qui ne s'accompagnent que de manifestations externes ; il semble que l'économie se débarrasse ainsi des produits nuisibles.

« Les manifestations locales de la pyohémie chronique plus souvent que celles de la pyohémie aiguë siègent exclusivement ou principalement dans les différentes portions d'un même système : elles sont plus fréquentes au tronc et dans les membres que dans les organes internes, et quand elles occupent les veines, elles se rencontrent tout près du lieu malade (1). »

« La pyohémie chronique indiquée par une série d'abcès volumineux, flasques, souvent indolents dans les articulations, les tissus sous-cutanés ou intra-musculaires, sous le périoste des os longs, accompagnés d'amaigrissement, de pâleur de la peau, et de grandes variations de la température se voient de temps en temps dans l'enfance et dans l'adolescence. Elle peut être une suite de la scarlatine ou de tout autre exanthème ; dans quelques cas on ne peut lui assigner de cause évidente. » (2)

A côté de cette pyohémie chronique admise par certains auteurs et pouvant simuler la phthisie chez des sujets atteints de suppuration chronique, il faut ajouter la cause d'erreur signalée par M. Hayem. (3)

Un malade atteint de mal de Pott depuis plusieurs années présentait cliniquement du côté de la poitrine tous les signes de la phthisie ; à l'autopsie on ne trouva pas le moindre tubercule, mais bien une dégénérescence amyloïde d'un grand nom-

(1) Paget, p. 244.
(2) Paget, p. 245.
(3) Soc. de biologie, 1864, p. 227, obs. II.

bre de viscères et en particulier des bronches et des poumons. Voici les détails importants à connaître : à l'auscultation, on entendait sous la clavicule droite du souffle caverneux, du gargouillement, du retentissement de la voix ; à la base du poumon gauche existait une caverne, partout des râles sous-crépitants humides et de l'expiration rude. Le malade toussait beaucoup, expectorait en abondance des crachats muco-purulents aérés, mais pas très caractéristiques. A l'autopsie, on trouva les deux poumons comme solidifiés, d'aspect terne, gélatineux, cireux, des dilatations bronchiques en chapelets ; la réaction chimique et l'examen histo-chimique démontrèrent l'existence d'une dégénérescence amyloïde très avancée. Il n'y avait pas traces de tubercules.

Il est certain que la dégénérescence amyloïde qui se produit chez les individus cachectisés par une longue suppuration osseuse peut atteindre également le poumon, mais le fait est, nous le croyons, assez rare pour ne modifier en rien nos appréciations générales sur les résultats opératoires chez les phthisiques.

Cette digression, un peu longue peut-être, était nécessaire ; nous devions signaler ces deux causes d'erreur.

Laissant de côté ces faits rares, revenons à notre sujet principal, celui de la curabilité de la phthisie.

II.

Il n'est pas douteux aujourd'hui que la phthisie à tous ses degrés puisse guérir ; la démonstration en est fournie à la fois par l'examen des faits anatomiques et des faits cliniques.

Laennec (1) ne croyait pas à la guérison du tubercule, mais s'il considérait l'évolution anatomique de ce « corps étranger », de cet agent « spécifique » comme fatale, il pensait que dans quelques cas fort rares la phthisie ulcéreuse pouvait guérir spontanément, par les seuls bienfaits de la nature ; aussi n'ajoutait-il aucune foi dans la thérapeutique de cette affection.

Cruveilhier (2), dans ses immortels travaux, décrivait des granulations de guérison, des agrégats de guérison, des cavernes de guérison, etc. Vinrent ensuite les recherches de Rogée, (3) de Boudet (4). Ces auteurs étudièrent les divers modes de guérison des cavernes. Ils ne considéraient même point cette terminaison comme très rare : « Sur 100 vieilles femmes, dit Rogée, on trouve environ 50 fois des concrétions crétacées et calcaires. »

La guérison des lésions pulmonaires était dès lors démontrée anatomiquement.

En 1878, dans un travail remarquable, M. Grancher (5) fournit à son tour la démonstration histologique de la guérison du tubercule. Cet auteur a établi comme une loi d'évolution du tubercule sa transformation scléreuse dans un temps donné. « Toute granulation qui se développe lentement devient fibreuse, et guérit ; c'est-à-dire se transforme en un produit anatomique scléreux et inoffensif. » C'est évidemment là la terminaison la plus rare, et le plus souvent l'évolution est déviée ; le tubercule au lieu de passer par les trois états embryonnaire, adulte, fibreux, passe par les trois phases suivantes : Tubercule embryonnaire, T. adulte, T. caséeux. « Il ne faut pas croire, dit-il, que le tubercule embryonnaire aboutisse nécessairement au tubercule fibreux, il

(1) Traité de l'auscultation médiate, édit. 1879, p. 381-415.

(2) Anat. pat. gén., t. IV, p. 616 et suiv.

(3) Rogée. Arch. gén. de méd., 1839, t. V, 3e série, p. 191, etc.

(4) Th. de Paris, 1843.

(5) Arch. de physiologie, 1878, p. 1.

peut au contraire, et c'est là malheureusement le cas le plus fréquent, devenir caséeux et conduire ainsi à la destruction plus ou moins complète des tissus. » Le point de départ est le même, l'évolution et la terminaison sont différentes, l'une conduit à la guérison du tubercule, l'autre au ramollissement et à l'ulcération du poumon avec toutes ses conséquences.

La clinique de son côté fournit de nombreuses preuves de la curabilité de la phthisie. Grisolle (1) l'admettait, mais, c'est là, disait-il, une terminaison fort rare.

Gueneau de Mussy (2) affirme que non seulement elle peut guérir, mais qu'elle peut guérir à toutes ses périodes. « Je connais, dit-il, des malades chez lesquels des cavernes ont été constatées par moi ou par des observateurs d'une autorité bien supérieure à la mienne, il y a dix, quinze, vingt ans et qui jouissent d'une parfaite santé. »

M. le professeur Jaccoud (3) pense également que la phthisie peut guérir.

MM. Hérard et Cornil (4) en citent des exemples. « Nous allons même plus loin que la plupart des auteurs, nous pensons qu'il n'existe pas de formes de la maladie que l'on soit en droit de déclarer nécessairement au-dessus des ressources de l'art ou de la nature ; nous ne faisons pas même d'exception pour la phthisie aiguë ; souvent, il est vrai, on n'obtient qu'une guérison temporaire qui ne saurait détruire la loi générale de l'excessive gravité des diverses espèces de phthisie aiguë. »

M. le professeur Peter (5) signale également, dans ses cliniques, des exemples remarquables d'arrêt de la maladie et

(1) Traité de path. int., t. I, p. 521-539.
(2) Clin. méd., t. I, p. 455.
(3) Clin. méd., p. 164 et Traité ne path. int.
(4) De la phthisie pulmonaire, 1867, p. 726.
(5) Clin. méd., t. II, p. 309-351.

même de guérison complète, même chez des sujets arrivés à la période ulcéreuse.

« Sans se livrer, dit Lebert (1), à un optimisme exagéré et en convenant que trop souvent ces guérisons ne sont pas durables et que les malades succombent à une atteinte tuberculeuse ultérieure, je puis cependant dire avec conviction que la tuberculose, étudiée dans toutes ses localisations, dans toutes ses phases de développement, dans toutes les classes de la société, sur une vaste échelle anatomique et clinique, n'offre pas le pronostic sombre et désolant qui pendant si longtemps a paralysé pour ainsi dire le courage et la force d'action des médecins. »

De telles citations suffisent, et nous permettent de considérer la phthisie comme une affection curable, mais *curable dans certaines conditions.*

S'il est démontré, en effet, que la phthisie en général peut guérir, toute forme de la maladie et surtout tout phthisique ne présentent pas les mêmes chances de guérison.

Il est des formes « intraitables » sur lesquelles la thérapeutique n'a guère d'action. Ce sont, en particulier, la phthisie aiguë (granulie d'Empis) ou cette autre appelée phthisie caséeuse. Les diverses variétés de la phthisie chronique ne sont point toutes également susceptibles de guérison ; la forme fébrile continue qui caractérise ordinairement la dernière période de cette maladie est à peu près totalement incurable.

M. Thaon (2) nous donne les renseignements suivants sur les résultats obtenus à Nice :

Pour la forme aiguë, on n'a pas observé de guérison ; sur 26 malades, 6 se sont améliorés ; tous les autres sont morts ou se sont aggravés.

(1) Traité de la phthisie pulmonaire, 1879, p. 412.

(2) Clinique climatologique des maladies chroniques, 1877, fasc. I, p. 112.

La forme subaiguë donne déjà sur 20 malades 1 guérison, 10 améliorations, pour les autres aggravation ou mort.

Les résultats sont beaucoup meilleurs pour les formes chroniques. La phthisie chronique avec épisode aigu donne sur 30 malades, 4 guérisons et 11 améliorations ; avec complications, sur 42 malades 10 guérisons et 13 améliorations.

Mais c'est surtout la phthisie chronique simple qui donne le plus beau contingent de guérison. Sur 34 poitrinaires de cette variété on enregistre 21 guérisons, 7 améliorations, 4 états stationnaires, deux morts ; parmi ces maladies 15 étaient au premier degré, 13 au deuxième degré, 6 au troisième.

Il est certain que ces résultats extrêmement favorables ne peuvent être acceptés intégralement, car la phthisie, bien que guérie, peut reparaître d'un moment à l'autre à l'aide d'une poussée nouvelle ; mais « on dira d'un phthisique qu'il est guéri, lorsque les accidents pulmonaires dont il est atteint ne troublent plus la marche des fonctions générales, ne portent plus aucune atteinte à l'existence, et lorsque la cachexie générale qui avait accompagné leur manifestation a complètement disparu. » (1) Certains malades ont été suivis pendant 10 ans.

A côté de la forme, il faut tenir compte de l'individu, du phthisique. Ce n'est souvent, en effet, pas tant à l'état local qu'à l'état général et aux conditions sociales de l'individu qu'il faut attacher une importance capitale pour juger du pronostic de l'affection dont il est atteint.

Il est évident que la guérison pourra s'obtenir d'autant moins difficilement que les lésions seront plus localisées, alors que les tubercules pulmonaires seront peu nombreux et au début de leur évolution. Mais ce résultat sera d'autant mieux atteint que l'état général sera meilleur, que le malade

(1) Thaon, p. 133

en un mot ne sera encore qu'un tuberculeux et non un phthisique cachectique. Nous avons assez insisté sur ce point dans le chapitre précédent pour n'avoir pas à y revenir ici.

Meilleur donc sera l'état général, meilleur sera l'état viscéral et plus facile et plus sûre sera la guérison

Il nous reste enfin à parler des conditions sociales, des conditions extérieures à l'individu qui jouent dans l'étiologie et surtout dans la marche favorable ou défavorable de l'affection un rôle si important.

Un fait qui frappe en effet, lorsqu'on parcourt les observations de guérison de phthisie, c'est que c'est surtout dans la clientèle privée, dans la classe aisée de la population que ces faits sont recueillis, alors que c'est la classe pauvre qui fournit le contingent le plus grand à la mortalité. La raison en est facile à saisir, puisque c'est surtout la première qui peut seule se mettre dans les conditions de milieu et d'hygiène favorables, suivre un traitement de longue durée que nécessite toujours la cure de cette affection.

Nous ne voulons évidemment pas prétendre que suivant les conditions uniques de milieu, d'hygiène, d'alimentation, etc., se développe telle ou telle autre affection générale diathésique, mais nous croyons que pour quelques-unes d'entre elles, surtout pour la scrofule, la phthisie et l'arthritisme, ces éléments jouent un rôle capital, et que, suivant les circonstances, un sujet peut passer de l'état de santé à l'état de maladie, qu'une diathèse peut s'aggraver ou guérir, qu'elle peut même disparaître ou être remplacée par une autre, considérée comme antagoniste. Nous ne saurions mieux faire pour éclaircir notre pensée que de citer à ce propos un passage d'une clinique inédite de M. le professeur Verneuil :

« Je crois, Messieurs, à la métamorphose de certaines diathèses et en particulier à celle qui peut s'effectuer entre l'arthritis et la scrofule. Je m'explique. Supposons un enfant né de parents affectés de diathèse différente, l'un scrofuleux, l'autre arthritique ; viennent les conditions favorables au développement de l'une ou l'autre diathèse, et l'enfant sera ou scrofuleux ou arthritique. Mais je vais plus loin, qu'un enfant, atteint de scrofule encore peu profonde, soit soumis à d'excellentes conditions hygiéniques, dans un pays favorable, avec une alimentation fortement azotée, la scrofule pourra s'éteindre peu à peu, disparaître, les urines se chargeront d'acide urique, etc., l'état général se modifiera de telle façon, que l'enfant scrofuleux deviendra un enfant arthritique.

Prenez, au contraire, un arthritique, mettez-le dans la misère, astreignez-le à un régime débilitant, faites lui habiter un endroit humide, mal aéré, etc.; vous le verrez devenir tuberculeux et phthisique.

Or, Messieurs, nous savons que la grande majorité des scrofuleux ne dépasse pas 40 ans, tandis qu'en général les arthritiques vivent vieux. Vous voyez, dès lors, l'importance capitale qu'il y aurait à faire d'un scrofuleux un arthritique. Le mieux assurément est de guérir le scrofuleux sans le rendre arthritique et de le maintenir dans un juste milieu. »

Cette influence des conditions extérieures hygiéniques, ou pour mieux dire, l'influence du milieu, de l'air, de l'alimentation surtout, etc., variable suivant les conditions sociales, se fait sentir sur le développement et surtout sur la marche de cette affection plus que sur toute autre. On sait bien aujourd'hui, « comment on devient tuberculeux » et quels sont les chemins qui mènent à la tuberculose. La misère extérieure conduit aussi bien à la misère physiologique qu'un grand nombre d'affections chroniques, diathésiques ou non. De là à la phthisie, il n'y a qu'un pas. Cette dernière n'est, en effet, pour nous que le résultat d'une dégradation profonde de la nutrition, au moins dans la majorité des cas (1). En cela, nous nous rangeons complètement à l'opinion de M. Pidoux, et nous repoussons complètement la théorie de la spécificité et du parasitisme de la tuberculose. Aussi faisons-nous jouer un rôle capital aux conditions extérieures, aussi bien qu'aux modifications organiques, dans l'étiologie de cette affection.

Cette manière de comprendre la tuberculose a cela d'avantageux qu'elle ne nous désarme point contre elle, car c'est en connaissant bien les conditions étiologiques d'une maladie, qu'on peut la combattre à armes égales et même avec avantage.

Nous n'avons point à nous étendre sur le traitement prophylactique et la thérapeutique de cette affection, si bien formulée ailleurs ; mais nous devions exposer dans un chapitre spécial, notre manière de comprendre la tuberculose, ce qui nous permettra d'apprécier, dans la seconde partie de ce travail, les résultats opératoires, sans avoir à revenir sur ces questions de pathologie.

(1) Nous aurons, à ce propos, quelques remarques à ajouter dans le chapitre qui traite de l'intervention dans les cas de tuberculose locale, p. 69.

CHAPITRE III.

DES AFFECTIONS CHIRURGICALES QUI ONT NÉCESSITÉ L'INTERVENTION.

Arthrites, ostéites scrofuleuses ; pas d'arthrites rhumatismales, antagonisme; arthrites tuberculeuses, etc., curabilité.

Jusqu'ici, un seul des termes du problème nous a occupé, nous n'avons étudié que la phthisie et les phthisiques. Examinons maintenant quelles sont les affections chirurgicales qui ont nécessité l'intervention.

A. — Un phthisique est comme tout autre individu exposé aux traumatismes accidentels, fractures compliquées, écrasement de membre, etc., pouvant nécessiter l'amputation immédiate. Le cas peut se présenter, mais nous n'en avons pas d'exemple. Nous n'aurons donc point à nous occuper de la façon dont ces malades supportent les traumatismes accidentels et les amputations primitives.

B. — Dans les faits que nous avons recueillis, il s'agissait dans la grande majorité des cas de tumeurs blanches ou de caries osseuses, ordinairement avec ostéo-arthrite de voisinage.

Nous ne ferons ressortir que les quelques points qu'il nous est indispensable de connaître pour résoudre certaines questions que nous aborderons plus loin.

L'intervention a été nécessitée dans presque tous les cas

pour une tumeur blanche arrivée à la période de suppuration. Il s'agissait presque toujours d'une arthrite de nature scrofuleuse, existant simultanément avec la tuberculose pulmonaire ou dans quelques rares exceptions avec celles d'autres organes, du cerveau par exemple.

Nous n'avons point rencontré d'arthrites fongueuses rhumatismales, et cela pour deux raisons :

La première est que l'arthrite rhumatismale doit, nous le croyons, n'exister simultanément avec la tuberculose qu'à titre exceptionnel. Si l'antagonisme entre l'arthritis (auquel nous rattachons le rhumatisme) et la tuberculose n'est pas admis par tous les auteurs, toujours est-il que l'existence simultanée des *manifestations* des deux diathèses est exceptionnelle et par manifestations, nous voulons désigner des accidents récents de la *diathèse en activité* et non de vieux stigmates qui auraient persisté malgré l'épuisement de cette dernière.

« Peut-on, dit M. Verneuil, appartenir à la fois à deux affections constitutionnelles opposées par leur nature même, l'arthritisme et la scrofule ? Oui. Des exemples démontrent la réalité de ce fait. Certains individus peuvent porter des traces indélébiles et non douteuses de scrofule et d'arthritis. Mais est-on simultanément, à la même époque, arthritique et scrofuleux ? Je ne le crois pas. Certains sujets ont, à une époque, des accidents de scrofule et à une autre des accidents d'arthritis. Tel peut avoir eu dans sa jeunesse des signes de scrofule, gourme, adénite cervicale, etc., puis peu à peu cette diathèse s'éteint, et il peut devenir alors manifestement arthritique vers 40 ou 50 ans. Ailleurs, c'est l'arthritis qui débute et la scrofule ou la phthisie qui terminent. Souvenez-vous de l'histoire de ce jeune garçon qui dans sa jeunesse a présenté des signes évidents d'arthritis, il en garde encore des stigmates, et qui actuellement est scrofuleux et tuberculeux. Ce garçon ne serait-il pas né de parents arthritiques et ne serait-il pas devenu plus tard scrofuleux? La misère n'aurait elle pas fait cette transformation de diathèses?

Chez une femme qui aujourd'hui se présente à nous avec un squirrhe du sein, ne trouvons-nous pas, Messieurs, des cicatrices indélébiles d'écrouelles cervicales, stigmates d'une scrofule juvénile? Eh bien, cette femme est aujourd'hui arthritique, le néoplasme qu'elle porte au sein en est la preuve; car pour moi le néoplasme et en particulier le cancer sont des manifestations de l'arthritis.

On peut donc appartenir à deux diathèses antagonistes, telles que l'arthritis et la scrofule, mais l'une est éteinte, alors que l'autre est en voie d'activité et de développement. »

Cet antagonisme entre la scrofule et l'arthritis existe de même entre la phthisie et l'arthritis. Dans la mémorable discussion sur la tuberculose, qui eut lieu à l'Académie de Médecine en 1868 (1), M. Pidoux résumait ainsi sa doctrine: « Il y a des maladies constitutionnelles que l'on peut appeler antagonistes de la phthisie, le tempérament arthritique, l'arthritisme rhumatismal et surtout goutteux sont de ce nombre et au premier rang.

Lorsque la goutte et le rhumatisme sont vigoureux, jeunes, c'est-à-dire récents dans l'organisme, et qu'ils y ont toute leur franchise, ils excluent généralement la tuberculose, alors l'antagonisme est à son maximum.

Il n'en est pas de même lorsque la maladie s'est affaiblie, usée, qu'elle a dégénéré chez l'individu et surtout chez les descendants. Elle laisse trop souvent dans l'organisme une disposition à la phthisie...... Franc et dans sa vigueur, l'arthritisme excluait la tuberculisation pulmonaire, dégénéré, vague, ruiné, il cède le terrain à la phthisie, non sans la

(1) Bull. de l'Ac. de méd., 1868.

modifier par la résistance qu'il oppose à son envahissement. »

C'est en raison de cet antagonisme qu'on n'est pas appelé à intervenir dans des cas d'arthrites rhumatismales, coïncidant avec la phthisie pulmonaire.

De plus, l'arthrite fongueuse rhumatismale est arrêtée dans sa marche et souvent guérie par les moyens dont dispose actuellement la thérapeutique locale et générale des affections articulaires.

Dans les faits que nous avons recueillis, il s'agissait donc presque toujours de tumeurs blanches de nature scrofuleuse.

Toutefois nous serons obligés de faire ici une distinction fort importante. Depuis quelques années, en effet, mais récemment surtout, on a appelé l'attention sur une variété de tumeur blanche caractérisée par la présence de tubercules dans la jointure.

Cette arthrite tuberculeuse fut entrevue déjà par Bonnet (1) qui, dans son traité des maladies articulaires, insistait pour qu'on ne confondît pas ensemble les arthrites fongueuses proprement dites, les abcès froids des articulations, et la maladie tuberculeuse des jointures.

Mais ce n'est réellement que depuis les travaux de Koster (2), Cornil (3) et ceux plus récents de Roux (4), Lannelongue (5), Laveran (6), Priou (7), que la granulation tuberculeuse y fut décrite d'une façon indubitable avec ses caractères propres. Récemment encore, notre collègue et ami Bris-

(1) Traité des maladies articulaires, 1845, p. 105.
(2) Virchow's Archiv, t. XLVIII, p. 75.
(3) Arch. de phys., 1870, p. 325.
(4) Thèse 1874.
(5) Bull. Soc. chir., 1878, p. 300.
(6) Progrès médical, 1876.
(7) Th. Paris, 1878.

saud (1), publiait une nouvelle observation anatomique de tuberculose articulaire.

La granulation tuberculeuse peut se développer primitivement dans la jointure : synovite tuberculeuse primitive. Elle comprend deux formes : tantôt elle affecte une marche subaiguë, elle précède alors de près on de loin la tuberculose généralisée ; tantôt elle évolue lentement, des fongosités se développent, la suppuration s'effectue, on se trouve en présence d'une tumeur blanche tuberculeuse. Pour M. Lannelongue, c'est là l'origine d'une véritable tumeur blanche, dans laquelle les lésions osseuses sont à peine marquées, tandis que les altérations du côté de la synoviale sont au contraire très développées et constituent alors toute l'affection.

Cette forme évoluant et se terminant par suppuration, abcès, trajets fistuleux, etc., comme la tumeur blanche ordinaire, on comprend que le chirurgien soit appelé à intervenir dans ces cas, nous en avons rencontré quelques exemples. Peut-être même cette forme est-elle plus fréquente qu'on ne le croit généralement.

Dans la synovite tuberculeuse secondaire. Deux cas peuvent se présenter : ou bien elle se montre dans le cours d'une tuberculose confirmée affectant une forme clinique du rhumatisme (Powel, Priou) (2) ; ou bien la tuberculose articulaire se développe consécutivement à l'arthrite fongueuse scrofuleuse ordinaire, ou à des lésions chroniques des extrémités osseuses ; c'est la forme chronique par excellence. Quelle en est la fréquence par rapport à la tumeur blanche commune ? C'est là un point qui demande de nouvelles recherches.

Ainsi le chirurgien peut être appelé à intervenir dans deux cas :

(1) Revue mens. de méd. et de chir., juin 1879.
(2) Thèse 1874, n° 229.

1° Dans le cas d'arthrite tuberculeuse chronique primitive, suppurée ; alors que nulle part ailleurs il n'existe de tubercules.

2° Dans le cas où la tuberculose atteint une jointure qui est déjà le siège d'une tumeur blanche ordinaire, le plus ordinairement dans ces conditions, il doit exister des tubercules pulmonaires.

Le diagnostic de l'arthrite tuberculeuse primitive n'a guère été fait, jusqu'alors, qu'à l'autopsie du membre. Les observations sont encore peu nombreuses et on ne connaît point encore bien les moyens de la distinguer de la tumeur blanche ordinaire.

Dans une observation il s'agissait d'une résection du bassin faite pour une fistule sterco-purulente de la région lombaire.

Les arthrites scrofuleuses sont-elles curables?

Depuis les progrès immenses que Bonnet et l'école de Lyon nous ont fait faire dans la thérapeutique des affections articulaires, on peut dire que l'on arrive aujourd'hui à des résultats excellents.

M. Ollier (1), combattant la pratique des chirurgiens anglais qui se décident trop tôt à pratiquer, chez les enfants surtout, la résection de la hanche et du genou, dit : « Notre expérience nous montre tous les jours les heureux resultats de l'expectation dans la coxalgie et la gonalgie suppurées, quand les malades peuvent être soignés dans un milieu salubre, avec toutes les ressources de l'hygiène et d'une thérapeutique rationnelle. »

On sait, d'autre part, quels excellents résultats MM. Cazin et Perrochaud obtiennent à Berck-sur-Mer, dans le traitement des coxalgies même arrivées à une période de suppura-

(1) Dict. des sc. méd., t. XII, p. 502.

tion avancée. Les statistiques fournies à ce sujet par M. Cazin (1) démontrent que la guérison est presque constante à la condition que l'état général ne soit pas trop mauvais et qu'il puisse faire les frais de la réparation locale.

CHAPITRE IV.

La date du début de la phthisie a-t-elle une importance?
La cachexie est-elle due à la suppuration ou à la phthisie?

Quelle que soit l'affection primitive, tous ces sujets suppuraient depuis longtemps en plus ou moins grande abondance. Or, on sait en grande partie aujourd'hui quelle est l'influence des suppurations prolongées sur l'état général et viscéral du sujet. On voit bientôt apparaître la septicémie chronique ; une fièvre continue avec exacerbation vespérale mine le malade qui maigrit rapidement ; l'appétit disparaît, le sommeil se trouble ; la diarrhée survient, les selles sont extrêmement fétides, enfin des sueurs profuses activent l'épuisement du malade qui bientôt meurt dans le marasme. D'autre part, des lésions viscérales se développent dans les principaux organes. Tantôt c'est la dégénérescence graisseuse qui envahit le foie, les reins, le cœur, etc. ; tantôt c'est la dégénérescence amyloïde (2). On connaît également aujourd'hui l'influence des suppurations prolongées sur le développement de la phthisie pulmonaire (3).

(1) Soc. chirurg., 26 avril 1876.

(2) Cazalis, De la dégénérescence amyloïde et de la stéatose du foie et des reins dans les longues suppurations. Th. Paris, 1875.

(3) Cadeau. Loc. cit.

Ici surgit une question. La date du début de la phthisie a-t-elle une influence dans l'appréciation des résultats, c'est là un point qu'il est utile de discuter.

Bauchet (1) y attachait une importance considérable. « Il est important, dit-il, pour prendre une décision de rechercher si les symptômes de tuberculose ont précédé ou suivi l'évolution de l'affection chronique chirurgicale ; dans le second cas surtout, la phthisie même avancée n'est plus une contre-indication aussi formelle. »

Evidemment ce conseil est fort sage, mais est-il bien utile ? On peut tout d'abord affirmer que les neuf dixièmes des sujets ont manifesté leur tuberculose seulement alors qu'ils suppuraient depuis quelque temps. L'histoire de ces malades se ressemble effectivement de point en point. Un sujet atteint de scrofule héréditaire ou acquise se fait un traumatisme léger d'une jointure et bientôt se développe une tumeur blanche (2). Cette dernière, mal ou incomplètement traitée, arrive à la période de suppuration ; le malade se met alors à tousser, à cracher, à maigrir, et présente bientôt des signes de tuberculose pulmonaire. Quelques sujets peuvent évidemment être tuberculeux avant d'être atteints de tumeur blanche suppurée. Dans ce cas l'affection pulmonaire précède l'affection chirurgicale ; mais c'est l'évolution la plus rare, du moins d'après les observations que nous avons lues.

Cette date du développement de la phthisie avant ou après la tumeur blanche ou la carie a-t-elle une influence au point de vue des résultats ? Oui évidemment, mais ce n'est point une question de date ou de cause, mais une question de degré de la maladie. Ce n'est pas parce que la phthisie aura débuté

(1) Loc. cit.

(2) Considérations cliniques sur la scrofule et sur son influence pour faire dégénérer certaines lésions chirurgicales et se les approprier, th. Paris, 1868.

après la tumeur blanche et que celle-ci sera la cause déterminante de la première que le résultat de l'intervention sera meilleur; car ici le « sublatâ causâ..... » ne trouve pas son application. Nous verrons plus loin que la tumeur blanche enlevée, l'« effectus, » la phthisie loin de disparaître évolue quelquefois plus rapidement ou ne se modifie guère. Si dans quelques cas on obtient une guérison, c'est une guérison passagère; et encore c'est là l'exception.

Aussi nous croyons que ce n'est pas la date du début de la phthisie qui a une influence sur les résultats opératoires, mais bien le degré où en est arrivée la maladie. Les résultats seront identiques chez deux opérés, si leurs lésions pulmonaires, leur état général, leur état viscéral et leur degré de tolérance sont identiques. Peu importe que la tuberculose ait débuté avant ou après la tumeur blanche; c'est du moins l'opinion qui résulte de l'examen des faits.

Aussi, dans l'appréciation des résultats aurons-nous en vue plus le degré de la phthisie que la date et la cause de son développement.

A côté de cette question qui vient de nous occuper, il en existe une seconde qui, nous le croyons, aurait un grand intérêt à être résolue, au point de vue des indications opératoires et surtout du pronostic à porter sur le résultat de l'opération. Nous voulons parler de la possibilité de faire le diagnostic différentiel entre la cachexie qui dépend de la tuberculose pulmonaire et celle qui a pour origine la suppuration prolongée; ou pour mieux dire, pourrait-on reconnaitre la part que prend la lésion pulmonaire dans le degré de cachexie dont est atteint le malade?

Il est évident qu'étant donné un sujet cachectisé à la fois par une suppuration prolongée et par la tuberculose, il eût été fort intéressant de savoir quelle est celle des deux affections qui prend la part la plus active à l'hecticité,

Si, en effet, cette dernière dépend uniquement de l'affection chirurgicale, et à la rigueur cela est fort possible puisque nous avons vu qu'il existait des malades atteints de lésions profondes des poumons et chez qui l'état général restait assez bon ; si doncl'hecticité dépend de l'affection chirurgicale seule, on conçoit que l'amputation en tarissant cette source d'épuisement puisse avoir de grands avantages.

Au contraire si l'hecticité dépend à la fois de la phthisie et de la suppuration, mais surtout de la première, l'intervention n'a plus l'avantage qu'elle présentait dans le premier cas ; puisqu'on ne débarrasse que fort incomplètement le malade et que l'on ne soustrait que l'une des causes d'épuisements. Le faible avantage que l'on peut obtenir dans ces cas, quand on l'obtient, est, comme nous le verrons, fortement contrebalancé par la mortalité énorme qui atteint les phthisiques opérés.

Nos observations sont trop peu détaillées pour nous permettre d'aborder à fond cette question. Nous montrerons toutefois quelle a été, dans un des faits que nous avons observés, la marche de fièvre hectique après l'opération.

CHAPITRE V

Il nous resterait à parler de la blessure et du milieu ; mais ces deux points ont été étudiés dans les traités de chirurgie, nous n'aurons donc que quelques remarques à faire.

La blessure nous occupera peu. C'est une plaie d'amputation ou un foyer de résection. Nous verrons dans la seconde partie de ce travail les résultats comparatifs qu'ont donnés les amputations et les résections relativement à l'influence qu'elles exercent sur l'état général.

Le milieu n'a plus guère aujourd'hui sur l'état local, c'est-à-dire sur les complications provoquées du côté de la plaie, l'influence nuisible qu'il avait encore il y a quelques années. Les modes de pansement antiseptique, actuellement en usage, ont, on peut le dire, sinon annihilé son influence, ils ont tout au moins diminué son importance au point de vue des résultats opératoires.

Il n'en est plus de même, si l'on cherche l'influence nuisible que le milieu dans lequel la plupart de ces opérations ont été faites peut avoir eu sur l'état général de l'opéré. Presque tous ces malades sont des individus de la classe pauvre, observés dans les services hospitaliers, où le régime et l'hygiène sont encore loin d'être parfaits, conditions cependant essentielles dans la thérapeutique des affections du genre de celles qui nous occupent : la tuberculose et la scrofule.

Maintenant que nous connaissons les conditions dans lesquelles on a opéré, nous pouvons passer à l'étude des résultats obtenus.

Résumé.

Le chirurgien opère dans des conditions qui varient avec chaque individu suivant son état de réceptivité propre, laquelle dépend de la tolérance de l'organe et de celle de l'organisme ; mais cependant certaines conditions identiques pour les uns et pour les autres permettent de diviser les opérés en plusieurs groupes.

A. Dans un premier groupe (comprenant le plus grand nombre des sujets) trois facteurs sont en présence : la lésion chirurgicale, la lésion pulmonaire, l'état général. Quand on opère dans ces conditions :

1° La lésions chirurgicale est toujours grave.

2° La lésion pulmonaire présente divers degrés.

Elle ne doit pas guider *seule* dans l'appréciation du pronostic opératoire.

3° L'état général, c'est-à-dire la cachexie et les lésions secondaires qui en dépendent, joue le rôle le plus important. Trois cas se présentent.

a. L'état général est peu grave : ce n'est encore qu'un tuberculeux qui suppure, ou suivant l'expression classique c'est un phthisique au 1er degré.

b. L'état général est mauvais, les fonctions générales sont troublées ; c'est un cachectique au début, c'est un phthisique au second degré.

c. L'état général est très mauvais, la cachexie est aussi complète que possible ; c'est un phthisique au troisième degré.

d. Ajoutons enfin que tous ces sujets sont, en outre, scrofuleux.

B. Dans un second groupe la tuberculose est localisée à la jointure, tuberculose locale ; ce sont les cas les plus rares.

DEUXIÈME PARTIE

RESULTATS OPÉRATOIRES

CHAPITRE I

RÉSULTATS GÉNÉRAUX DES GRANDES OPÉRATIONS (AMPUTATIONS ET RÉSECTIONS).

L'appréciation de ces résultats est basée sur 94 observations que nous résumons à la fin de ce travail.

Sur 94 grandes opérations, nous trouvons 63 morts ; ce qui donne une mortalité de plus 67 0/0 ; *chiffre de beaucoup inférieur au chiffre réel* comme nous le démontrerons plus loin.

Si nous étudions ces résultats généraux au point de vue de l'état général, nous voyons que les phthisiques meurent d'autant plus sûrement que leur état de cachexie est plus avancé ; ce qui est précisément l'inverse pour les cas dits de guérison ; car les seuls qui sont notés comme guéris sont des phthisiques peu avancés, ordinairement des phthisiques au premier ou à peine au second degré.

Si on additionnait les morts qui reviennent à la phthisie au troisième degré, on obtiendrait un total inférieur à celui que donne le second ou le premier degré, ce qui tient simplement à ce fait qu'on a opéré plus de malades au second et au premier degré, c'est-à-dire plus de sujets qui n'étaient phthisiques encore qu'à un faible degré ou dont la tuberculose était douteuse que de sujets profondément cachectiques,

Nous ne pouvons donc pas donner des chiffres, qui ne seraient pas comparables. De plus, dans un grand nombre d'observations, l'état général est trop imparfaitement noté pour nous permettre de fournir des résultats plus précis. Nous nous bornons donc à ces appréciations générales. Ces résultats sont du reste faciles à interpréter ; il suffit de se rappeler quelles sont les différences du terrain sur lequel on opère.

Les guérisons ont donné les chiffres suivants : sur 94 cas, on a noté 31 guérisons, sur lesquelles 21 guérisons complètes, 10 guérisons incomplètes. Mais étudions ces faits et voyons quelle en est la valeur.

Parmi les guérisons incomplètes, nous trouvons que tous les opérés ont été perdus de vue quelques jours ordinairement, rarement quelques mois après l'opération. On note à cette époque l'état suivant : en voie de guérison, état stationnaire, amélioration, on prévoit la mort, etc. Ce qui revient à dire que les malades ont quitté le chirurgien ordinairement avant que la cicatrisation fût complète, alors que les lésions pulmonaires étaient stationnaires ou légèrement améliorées ; dans quelques cas enfin elles continuaient à évoluer. Presque tous les opérés de cette catégorie sont donc destinés à succomber dans un temps plus ou moins proche. Si donc on les eut suivis pendant quelques mois, ils eussent tous été notés comme morts et eussent augmenté la proportion de la mortalité.

Que valent actuellement les guérisons dites complètes ? Ces dernières se rapportent à des sujets chez qui on a obtenu pour la plupart une guérison locale complète, et une guérison ou tout au moins une grande amélioration de l'état général.

Voici un résumé de ces guérisons dites complètes :

1° *Amputations.*

Obs. I. — Récidive locale et générale après 2 ans.
— II. — Récidive locale et générale après 4 ans.
— III. — Hémoptysie au bout d'un an, puis perdu de vue.
— IV. — mort 5 ans après de fluxion de poitrine.
— V. — perdu de vue au bout de 3 mois.
— VI. — perdu de vue au bout de 7 mois.
— VII. — mort 7 ans après de phthisie.
— VIII. — mort 2 ans après de phthisie.
— IX. — mort 4 ans après de phthisie.
— X. — mort 7 ans après de phthisie.
— XI. — mort 1 an après de phthisie.
— XII. — Guérison totale, revu pour la dernière fois 4 mois après l'opération.

2° *Résections*

Obs. XLV. — perdu de vue 7 mois après l'opération.
— XVL. — perdu de vue 8 mois environ.
— XVLl. — perdu de vue 6 mois environ.
— XVLII. — perdu de vue 6 mois environ.
— XLIX. — mort 3 ans après de phthisie avec carie vertébrale.
— L. — mort 4 ans après de tuberculose pulmonaire.

Obs. LI. — mort quelques mois après de tuberculose.
— LII. — mort 2 ans après de phthisie.
— LIII. — mort 3 ans après de phthisie.

Si nous relevons l'époque à laquelle ces opérés sont notés comme guéris, ou mieux l'époque à laquelle ils ont été perdus de vue, nous voyons que, pour la plupart, c'est après quelques mois, 7 à 8 mois en moyenne ; quelque temps à peine après l'achèvement de la cicatrisation, laquelle même n'est pas toujours complète, surtout pour les résections. Or, que deviennent tous ces opérés ? Restent-ils complètement guéris à la fois de leur affection locale et de leur affection générale ? ou bien l'opération n'a-t-elle amené qu'un temps d'arrêt dans l'évolution de la tuberculose, laquelle au bout de quelques mois, quelques années évolue de nouveau et les tue.

Si nous nous en rapportons aux quelques faits, dans lesquels les opérés ont été suivis pendant plusieurs années, on voit qu'un certain nombre d'entre eux, sortis « guéris » de la main du chirurgien, succombent, quelques mois ou quelques années après, à une nouvelle poussée tuberculeuse.

Dans l'observation III, l'opéré va bien, engraisse ; au bout d'un an survient une hémoptysie qui démontre que l'affection pulmonaire, bien que guérie en apparence, n'est point éteinte.

Dans les autres, la mort arrive 2, 4, 7 ans après l'opération. Ce n'est évidemment point cette dernière qui est responsable de ce résultat à date fort éloignée ; mais toujours est-il qu'elle n'a guéri que l'affection chirurgicale et n'a que retardé l'évolution de la tuberculose. Quant à ceux qui sont restés guéris, ce sont surtout ceux qui ont été perdus de vue. Mais que sont-ils devenus un an, deux ans après ? nous l'ignorons. Auront-ils une récidive ? le fait est possible, témoin les deux observations suivantes, qui montrent combien une statistique exacte sur ces résultats est difficile, sinon impossible à obtenir.

Un garçon de 34 ans (obs. 1) entre le 25 janvier 1873 dans le service de M. Verneuil pour une ostéo-arthrite du pied gauche, avec des signes de tuberculose au début. M. Verneuil l'ampute ; il sort le 17 juin 1874, l'état local et l'état général sont excellents. M. Cadeau (1) qui, dans sa thèse, rapporte l'observation, le range parmi les cas de guérison. Or, deux ans après, M. Bernard (2) nous donne la suite de l'observation de ce malade qui de nouveau est entré chez M. Verneuil avec une ostéite de la colonne vertébrale. La phthisie fait chaque jour des progrès rapides et la mort est certaine. Ainsi voilà un opéré qui est placé d'abord dans les cas de guérison, et qui, s'il eût été suivi pendant deux ans, eût été mis à la colonne des morts.

Autre fait : un malade de 28 ans (obs. 2) se présente avec une ostéo-arthrite suppurée tarso-métatarsienne, il existe en même temps quelques signes de tuberculose. On l'ampute. La plaie se cicatrise, l'état général s'améliore, il sort guéri. Pendant trois ans, il va bien. Au bout de quatre ans, il revient avec un abcès du moignon, des trajets fistuleux, etc ; l'état général est peu satisfaisant, les signes de tuberculose sont très-nets. Il guérit de nouveau. On l'envoie à la campagne. On le revoit l'année suivante la guérison se maintient. En sera-t-il toujours de même et ne verra-t-on pas quelque jour une troisième récidive ? Peut-être pas, s'il reste à la campagne et s'il observe une excellente hygiène.

Tous ces faits démontrent, à notre avis, qu'il ne faut pas

(1) Cadeau. Loc. cit., p. 16.

(2) Bernard. Résultats opératoires chez les scrofuleux. Th. Paris, 1875, p. 45.

trop vite accepter ces faits de guérison complète. Nous ne nions nullement que ce résultat soit possible, mais tous ces opérés ont été perdus de vue trop rapidement pour que nous ayons une confiance absolue dans les résultats tels qu'ils nous sont fournis. Les quelques faits que nous avons cités précédemment doivent nous engager à montrer cette réserve.

La guérison est néanmoins possible, nous en sommes convaincus ; mais, nous le répétons, c'est là l'exception. Dans les conditions dans lesquelles on opère et surtout dans les conditions de thérapeutique et d'hygiène consécutives dans lesquelles se trouvent après l'opération la plupart de ces sujets, nous pensons qu'il est prudent de ne pas compter sur un pareil succès.

Que l'on cherche parmi les anciens amputés qui se présentent journellement dans les hôpitaux, combien il y en a qui ont été quelques années auparavant amputés pour une tumeur blanche ; que l'on cherche combien d'entre eux étaient tuberculeux au moment de l'opération ; on n'en trouvera que fort peu, si même on en trouve, qui soient complètement guéris. Ou bien ils sont morts, ou bien ils se présentent avec une récidive locale ou générale.

Il faut, en effet, savoir que non seulement les opérés de la catégorie qui nous occupe sont de tuberculeux, mais qu'ils sont aussi des scrofuleux.

Or, on sait très bien aujourd'hui, depuis les travaux de M. Verneuil et de ses élèves, MM. Clipet, Bonnet, Cadeau, Bernard, ce que deviennent les scrofuleux après les amputations ou les résections.

On s'est illusionné en proclamant l'excellence des résultats des opérations qu'ils subissent comme heureux par le seul fait qu'elles n'entraînent pas une mort rapide. Mais au lieu de tenir compte des résultats immédiats, qu'on recherche les résultats éloignés, et on verra que si l'on obtient ordinairement un succès opératoire, ce n'est qu'exceptionnellement que l'on observe un succès thérapeutique. « Le bistouri supprime aisément les lésions, dit M. Verneuil (1), mais il ne modifie guère la maladie constitutionnelle. »

On ampute un scrofuleux pour une tumeur blanche, l'affection locale guérit ; mais c'est dans une autre jointure que se manifeste bientôt la maladie constitutionnelle. La thèse de M. Eonnet, celle de M. Bernard en abondent d'exemples ; nous-mêmes en avons observé dans le service de M. Verneuil un cas remarquable que nous consignons à la fin de ce travail.

Ce n'est point en France seulement que ces observations ont été faites ; en Angleterre, sir James Paget (2), en Allemagne, Billroth (3), en citent des exemples. Ce dernier s'exprime ainsi : Je m'aperçois malheureusement qu'un grand nombre de ceux qui, après des années de souffrances, avaient quitté l'hôpital dans un état de santé parfaite, y reviennent au bout de un ou deux ans avec une carie d'autres os ou une tuberculose pulmonaire pour ne point le quitter. Je n'ai pas encore été à même de dresser une statistique étendue de l'issue définitive des maladies osseuses et articulaires, mais je crains fort qu'elle ne soit plus défavorable qu'on ne semble le croire généralement. »

Nous conclurons donc en disant que :

1° Jusqu'alors on n'a guère obtenu que des succès opératoires.

2° Jusqu'alors l'insuccès thérapeutique a été la règle et le succès l'exception.

(1) Rapport à la Soc. de chir., juin 1875.

(2) Loc. cit., p. 11.

(3) Éléments de pathologie chirurgicale générale, 1878, p. 479.

CHAPITRE II.

RÉSULTATS COMPARATIFS DES AMPUTATIONS ET DES RÉSECTIONS EN GÉNÉRAL.

Si nous recherchons quels ont été les résultats comparatifs des amputations et des résections, nous arrivons aux chiffres suivants :

Les amputations ont donné sur 44 cas :

Morts..	27
Guérisons complètes	12
Guérisons incomplètes. . . .	5

Les résections sur 50 cas ont donné ;

Morts..	36
Guérisons complètes	9
Guérisons incomplètes . . .	5

Nous ne voulons tirer de ce tableau que cette seule conclusion, à savoir que les amputations en général sont moins graves que les résections en général, ce qu'il est facile de comprendre. La résection laisse un vaste foyer qui sera fort long à guérir, qui va suppurer abondamment. Nous connaissons l'influence fâcheuse qu'exercent sur les viscères les suppurations longues et abondantes.

Or, quand on pratique une résection on s'adresse déjà à des organismes qui souffrent, qui suppurent depuis longtemps et qui déjà ont à un faible degré ou à un degré fort avancé quelque lésion viscérale secondaire, dégénérescence graisseuse ou amyloïde. Que va faire la suppuration? elle va accroître les lésions et conduire lentement mais presque fatalement à la mort tous les opérés, car l'organisme épuisé ne peut plus faire les frais d'une suppuration plus ou moins abondante, conséquence obligée de toute résection.

Dans l'amputation, la plaie suppure peu, se cicatrise rapidement, et l'organisme peut alors supporter le travail de cicatrisation, lorsque toutefois celle-ci se renferme dans les bornes les plus favorables à une réunion facile et prompte. Nous verrons dans les chapitres suivants que l'état général se rétablit d'autant moins bien que la cicatrisation est plus lente et plus anormale. Du reste, ces deux phénomènes s'enchainent et s'influencent réciproquement.

Nous eussions voulu examiner comparativement les résultats des amputations et des résections suivant le siège, mais les données nous manquent. Ce n'est donc que d'après les statistiques générales, publiées ailleurs, que l'on pourra juger du degré de gravité de telle résection comparé à celui de telle amputation.

En résumé, les amputations étant moins graves que les résections, il faudra préférer les premières aux secondes.

De plus l'abondance de la suppuration, la durée plus longue du travail de réparation entraînant une mortalité plus grande, il faudra réunir toutes les conditions qui pourront diminuer la gravité de ces opérations, de façon à tirer de ces dernières tout l'avantage possible sans nuire à l'état général du sujet.

Le pansement antiseptique ouvert, le pansement de Lister, le pansement ouaté peuvent aujourd'hui nous permettre cet espoir.

Les conclusions du chapitre suivant nous permettront de compléter ces données générales qui, ainsi formulées, sont en partie inexactes.

CHAPITRE III.

INFLUENCE DE L'OPÉRATION SUR LA MARCHE DE LA TUBERCULOSE.

Il nous faut de toute nécessité examiner séparément l'influence de l'amputation et celle de la résection sur la marche de la tuberculose, influence qui est totalement différente et qui va nous fournir l'occasion d'entrer dans quelques considérations à propos de l'ablation d'un foyer de suppuration, d'un exutoire chez un phthisique.

1° *Amputations.* — Les amputations ont *activé* la marche de la tuberculose dans la moitié des cas au moins. Sur 27 amputés morts, 15 environ sont morts avant un mois, 15 jours en moyenne. Or, si pour quelques-uns d'entre eux l'état de cachexie profonde dans lequel ils se trouvaient au moment de l'opération ne leur laissait plus guère de temps à vivre, il faut convenir que pour le plus grand nombre cette moyenne de survie est très faible, car on sait combien des phthisiques mêmes avancés, dans les formes lentes de la phthisie, et c'est ici le cas ordinaire, on sait combien longtemps ils traînent, alors que, chaque jour, on croit leur dernière heure venue. De plus, parmi ces morts rapides, quelques-unes ont atteint des opérés qui n'étaient encore que des phthisiques peu avancés, et même, mais en plus petit nombre, que des tuberculeux.

Il n'est donc pas douteux que dans la moitié des cas l'amputation a aggravé les lésions pulmonaires et activé la marche de la phthisie.

Quelques-uns de ces malades ont succombé aux suites d'une phthisie aiguë, d'une pleurésie purulente, d'une méningite tuberculeuse, etc.

Nous ne trouvons que fort rarement (obs. 17, 62), signalée l'hémoptysie comme suite de l'opération.

Dans quelques cas enfin une tuberculose jusque-là latente est devenue manifeste et a pris une évolution rapide.

Parmi ceux qui ont survécu à l'opération, il faut distinguer plusieurs modes d'action du traumatisme.

Pour quelques-uns, en petit nombre, l'opération a été *indifférente*. L'affection thoracique n'en a subi aucune aggravation ni aucune amélioration, elle a évolué comme avant l'opération, et le malade a succombé, comme si on n'était point intervenu, à l'évolution de sa phthisie.

Chez d'autres, la majorité des survivants, la phthisie a par l'opération subi une *amélioration* très évidente ; la plaie s'est cicatrisée, l'état général s'est amélioré ; les forces, l'appétit sont revenus. L'opéré est sorti dans un état satisfaisant, mais les lésions pulmonaires étaient identiques ou avaient subi un simple moment d'arrêt dans leur évolution destructive.

L'explication en est, nous le croyons, facile. L'économie, qui ne pouvait résister à une double cause d'épuisement, d'une part la tumeur blanche, de l'autre l'affection pulmonaire, a pu après l'ablation d'une de ces causes débilitantes reprendre le dessus, et dès lors on vit rapidement s'améliorer l'état général. Mais pour arriver à ce résultat certaines conditions sont indispensables à notre avis ; nous voulons parler de l'état des principaux viscères. Il faut en effet, nous le croyons, pour que l'opéré puisse surmonter l'opération et réparer son état général, que les principaux viscères foie, reins, tube digestif, etc., n'aient point subi ces lésions de dégénérescence secondaires dont nous avons parlé, tout au moins à un degré irréparable. Ce n'est point la théorie seule qui nous indique ces déductions, ce sont les faits.

Quels sont parmi les opérés ceux qui subissent une amélioration importante ? Ce sont ordinairement les phthisiques au début, exceptionnellement les phthisiques avancés; mais où ce résultat est encore bien plus évident, c'est lorsqu'il s'agit de montrer quels sont les opérés qui ont « guéri. » Presque toujours ce ne sont que des tuberculeux à peine atteints ou ceux dont la tuberculose était douteuse ; car pour les phthisiques avancés, ou bien ils meurent rapidement ou bien ils n'obtiennent qu'une amélioration passagère. Nous avons dit ce qu'il fallait penser de ces guérisons complètes, nous n'avons pas à y revenir.

2° *Résections.* — Pour les résections, les résultats sont fort différents. Nous avons vu dans les statistiques générales que la mortalité fournie par les résections l'emportait sur celle que donnent les amputations, mais ces différences seraient encore bien plus accusées si on suivait plus longtemps les réséqués, car la mort ne survient pas tout à fait de la même manière.

En effet, les amputations amènent la mort rapidement, en quelques jours, quelquefois en 24, 36 heures, ou bien le sujet s'améliore, quelquefois même guérit. Les résections au contraire semblent avoir peu d'action sur la tuberculose pulmonaire. On ne voit que rarement ces morts rapides qui suivent très souvent les amputations. Presque tous les réséqués meurent, c'est vrai ; mais ils meurent lentement, en plusieurs semaines, en plusieurs mois. Nous n'oserions dire que l'opération les prolonge, mais tout au moins elle n'active pas la marche de la phthisie, dans la grande majorité des cas, naturellement.

Nous ferons de suite une exception pour les sujets en bas âge de 2 à 15 ans environ. Chez eux plus que chez les adultes les résections et aussi les amputations ont activé la marche de la tuberculose en leur donnant soit une phthisie aiguë généralisée, soit une poussée de méningite tuberculeuse.

Pourquoi cette différence d'action entre l'amputation et la résection ; c'est ce qu'il nous reste à examiner.

Faut-il s'en prendre à l'opération elle-même et accuser la méthode, le procédé opératoire de réveiller, d'activer la phthisie ? Evidemment non. Ce n'est point le procédé opératoire qui doit être mis en cause. Ce sont, nous le croyons des considérations d'un autre ordre, d'un ordre plus élevé, plus général. Que fait-on en opérant ? Dans l'amputation, on enlève, avec le membre, un foyer d'abondante suppuration que l'on remplace par une plaie d'étendue variable qui, surtout avec les modes actuels de pansements, va suppurer peu. On supprime en un mot un vaste foyer de suppuration et, à sa place on laisse une plaie bien nette qui suppure peu ou à peine, qui promptement va se fermer; et ainsi se tarit rapidement une source de suppuration abondante, un exutoire en quelque sorte. Que se passe-t-il alors ? Les faits sont là pour répondre : une rapidité excessive dans l'évolution de la phthisie et la mort rapide du sujet.

Dans la résection au contraire, on pratique une opération plus longue, plus pénible ; mais on crée, ou plutôt on laisse un vaste foyer qui va suppurer abondamment et longtemps. Que fait l'affection thoracique, elle subit peu l'influence immédiate de l'opération, elle ne s'aggrave que lentement mais sûrement ; elle évolue, en un mot, comme si rien n'eût été changé, vers son terme fatal. Ici « l'exutoire » reste, bien que modifié

Peut-être va-t-on nous accuser de faire revivre ici cette ancienne théorie qui montrait tout le danger qui résultait, pour ces malades, d'une intervention dont le but était de supprimer l'exutoire, c'est-à-dire un foyer quelconque de suppuration. Mais si cette théorie n'eût point existé, les faits seuls nous y eussent conduits.

Aussi, sans aller aussi loin que Barraud, de Lyon (1), qui

(1) Cité par Bauchet. Loc. cit.

proposait de prévenir les accidents ultérieurs en mettant un cautère au bras, nous retiendrons ce qu'il y a de bon dans cette idée et, à propos des indications générales de thérapeutique, nous verrons quelles conséquences il faut en tirer. »

Du reste, nous ne pouvons mieux faire que de citer ici M. Peter qui, dans ses cliniques (1), nous fournit l'explication de ces faits. Parlant du danger qu'il y a dans certains cas à opérer la fistule à l'anus chez les phthisiques, il dit : « Ainsi la « fonction morbide » ne peut être supprimée sans dommage, car elle a chance d'être remplacée par une « fonction morbide » différente siégeant dans un organe plus noble en réalité, plus important à l'organisme ; et ici c'est le poumon qui sera l'offensé. » C'est l'application de la « pars minoris resistantiæ. »

« Il faut comprendre qu'il y a là tout à la fois une fonction morbide et une habitude également morbide, et qu'il est doublement périlleux de supprimer l'une en supprimant l'autre. »

« Je dis qu'une maladie chronique locale est si bien devenue fonction et habitude que sa disparition momentanée coïncide habituellement avec un trouble marqué de l'organisme, et que sa réapparition se fait avec le retour au *statu quo*. Ce qui démontre que la santé générale s'est arrangée de la maladie locale chronique devenue ainsi fonction intégrante. » Nous ne pourrions évidemment mieux dire.

Or, il est évident que dans l'amputation on enlève complètement « l'exutoire », alors que dans la résection on ne fait que le modifier, d'où les différences d'action sur la marche de la phthisie.

On voit dès lors quelles déductions nous pouvons tirer dès maintenant de la discussion de ces faits, c'est que chaque

(1) T. II, p. 417.

fois que l'on se décide à opérer, il faut pratiquer sur le thorax une révulsion énergique : ventouses, vésicatoire, moxas, sétons, cautères, etc.

« Ce n'est pas la quantité de pus sécrété par un exutoire qui fait office bienfaisant de révulsion ou de dérivation ; cette quantité est le plus souvent insignifiante.

La chose est tout autrement complexe : c'est à titre de fonction morbide, comme phénomène de compensation ou de substitution en vertu de l'aphorisme hippocratique modifié par moi : « duobus morbis simul obortis, debilior obscurat alterum. »

Nous n'avons certainement pas, en recommandant cette pratique, la prétention d'arrêter par cela seul l'aggravation de la phthisie et d'empêcher certains amputés de mourir ; mais pourquoi repousser des moyens adjuvants qui ne pourraient avoir d'autres inconvénients que celui d'être inutile ! Et nous ne le croyons pas.

En réunissant les conclusions de ces précédents chapitres, nous arrivons aux résultats suivants :

Les amputations ont donné une mortalité notablement moindre que les résections.

Les amputations dans les cas où elles se terminent par la mort, tuent ordinairement rapidement, à l'inverse des résections qui tuent lentement mais plus sûrement. La raison en est dans l'ablation brusque du foyer de suppuration, de l'exutoire.

De là nous déduisons :

1° Qu'il faudra préférer l'amputation à la résection ;

2° Que, si on se décide à amputer, il faudra à tout prix faire sur la poitrine une révulsion énergique, ce qui n'empêchera pas de traiter l'état général par tous les moyens appropriés : milieu salubre, hygiène et thérapeutique rationnelle

3° Que dans ces conditions on pourra employer alors les procédés et les pansements qui tarissent rapidement la suppuration, en guérissant plus vite et plus sûrement la plaie d'amputation.

CHAPITRE IV.

INFLUENCE DE L'ÉTAT GÉNÉRAL SUR L'ÉVOLUTION DE LA PLAIE.

Dans les précédents chapitres, nous avons vu quels étaient les résultats généraux de l'intervention, quelle était l'influence de l'amputation ou de la résection sur l'affection médicale. Il nous reste à étudier quelle a été l'influence de l'état général sur l'évolution de la plaie.

Dans quelques cas, la cicatrisation s'est accomplie normalement. Parmi les amputations nous en trouvons un certain nombre d'exemples, obs. 1 à 13, 30, 44, etc. Les résections n'ont donné que rarement une cicatrisation complète (45, 46, 49, 51, 52, 53), les malades ont été le plus souvent perdu de vue avant la guérison locale.

Ces cas de cicatrisation complète et assez rapide ont été surtout observés chez des tuberculeux, quelques-uns chez des phthisiques, même très cachectiques. Nous en rapportons un exemple remarquable (obs. 44) Toutefois, le plus ordinairement lorsque l'état général est mauvais, l'évolution de la plaie change complètement; la cicatrisation est lente, traîne en longeur et ne se fait pas. Les malades meurent ou sont perdus de vue, lorsque la plaie suppure encore.

M. Legouest (1), a bien décrit la marche de la cicatrisation chez les sujets cachectiques.

« On voit quelquefois les amputations pratiquées chez les sujets phthisiques atteints de diarrhée colliquative, ou dont la constitution est par trop appauvrie, n'avoir aucune tendance vers la guérison. Une suppuration séreuse et abondante s'écoule de la plaie ; celle-ci ne bourgeonne pas, ou ne se couvre qu'incomplètement de bourgeons charnus sans vigueur ; le moignon s'amaigrit de plus en plus ; les téguments, les lambeaux deviennent flasques, pâles et diminuent de jour en jour de volume ; ils ne contractent pas d'adhérences et restent mobiles ; l'extrémité de l'os, sans être dénudée, ne présente aucun travail de cicatrisation, vient peu à peu faire saillie à travers la peau, et perfore même quelquefois les lambeaux comme par usure. Après un temps plus ou moins long, les les malades, à bout de forces, succombent dans un état de marasme des plus prononcés. »

Cette lenteur de la cicatrisation est bien connue et signalée depuis longtemps à propos de la fistule à l'anus (2).

La cause principale en est facile à saisir: elle réside surtout dans l'état général.

La lésion traumatique, dit M. Berger dans son excellente thèse (3), peut recevoir dans sa marche deux influences distinctes de l'état général : l'une, qui se trouve dans toutes ces maladies quand elles ont atteint un certain degré, est le résultat de l'affaiblissement de l'économie qui est dans l'impuissance de réagir contre le traumatisme ; l'autre résulte d'une physionomie, d'un cachet spécial qu'une lésion toute mécanique reçoit d'une maladie spécifique, et par lequel elle est trans-

(1) Amputation. Dict. encycl. des sc. méd., p. 814.

(2) Gosselin, Anus. Dict. encycl. des sc. méd., p. 667.

(3) De l'influence des maladies constitutionnelles sur la marche des lésions traumatiques, 1875, p. 9.

formée en un de ces produits morbides caractéristiques de l'affection générale qui la couvre de son influence, produit morbide indentique dans sa nature avec les affections spontanées que fait développer la même cause. »

Les faits sont là pour démontrer la réalité de la première de ces influences. Quant à la seconde, nous ne trouvons pas signalée, dans aucune de nos observations, l'existence de tubercules dans la plaie elle-même. C'est là un point qui demanderait à être étudié, d'autant plus qu'on cite quelques rares exemples de fistules anales dont la suppuration était entretenue par l'existence de tubercules développés au niveau de la plaie d'opération. M. le professeur Trélat, dans son cours, en a cité deux exemples ; M. Malassez, qui fit l'examen histologique des pièces, y découvrit des tubercules (1).

Cette cicatrisation lente et incomplète n'est pas la seule complication que l'on rencontre chez les phthisiques.

Quelquefois, on observe la gangrène des lambeaux (obs. 19).

La conicité du moignon et la perforation du lambeau par l'extrémité osseuse dénudée ont été plusieurs fois notées (obs. 26, 35, 15, 32, etc.).

L'hémorrhagie est rarement signalée (obs. 19, 7).

La plaie s'est plusieurs fois compliquée de pourriture d'hôpital et de diphthérie (obs. 27, 28, 34, etc.) Mais nous n'y attachons guère d'importance, car la première de ces complications ne s'observe plus guère aujourd'hui. Le pansement antiseptique, l'hygiène meilleure nous en mettent à l'abri. Quant à la diphthérie, ce n'est guère que dans les hôpitaux d'enfants qu'elle a été observée ; c'est une complication provenant plus du milieu que du sujet.

(1) Communication orale du Dr Letulle, ancien préparateur du cours de M. Trélat.

Dans la plupart des cas de résections la suppuration longue et abondante, le mauvais aspect des plaies, la diphthérie, et c., ont été également constatés, mais c'est la première de ces complications qui l'emporte en fréquence, et de beaucoup.

Ce qui frappe évidemment le plus dans l'examen de l'évolution locale des plaies chez les phthisiques, c'est de voir combien sont exceptionnelles les complications inflammatoires vives. Il est certain que les phthisiques et les scrofuleux sont comme tous les opérés exposés aux complications des plaies, mais il n'en est pas moins vrai que ces dernières sont rares chez eux. C'est cette bénignité apparente de l'intervention chirurgicale chez ces sujets qui avait fait proclamer à tort l'excellence des résultats opératoires chez les scrofuleux.

Dans nos observations, c'est à peine si nous trouvons notés une fois ou deux le phlegmon, la lymphangite, l'érysipèle, l'infection purulente. Cette dernière est toutefois assez fréquente, parmi les résections, surtout dans les observations de source allemande (obs. 7, 43, 88, 90, 91; etc.).

Quelques mots nous restent à dire sur la marche de la fièvre septique chez les phthisiques opérés. Nous n'avons malheureusement qu'un seul exemple complet, c'est le sujet de notre observation 36.

Avant l'opération, la température de notre malade oscillait journellement entre 38° et 39°, le soir même de l'opération le thermomètre marquait 38,8 ; le lendemain 38° le matin, 36,6 le soir. Le troisième jour est apyrétique. Le quatrième, la température est normale le matin et le soir monte à 38°. Les jours suivants le même état fébrile se maintient ; le matin, le malade est à peu près apyrétique ; le soir, la température oscille entre 38° et 39°.

Comment expliquer cette marche de la température? Voici comment, à propos de ce malade, s'exprime M. le professeur

Verneuil dans une de ses cliniques inédites : « Ce n'est évidemment pas là la marche d'une fièvre traumatique ordinaire ; car si en opérant sur des tissus malades nous eussions fait une inoculation septique, la fièvre n'eût pas subi une aussi minime ascension, le thermomètre eût rapidement atteint 39° ou 40° Si d'autre part, nous avions opéré sur des tissus sains, la fièvre traumatique n'eût point existé dès le premier jour, car c'est ordinairement vers le deuxième ou le troisième jour seulement qu'elle apparaît. De plus, si nous étions là en présence de la fièvre traumatique, le thermomètre eût monté le troisième ou le quatrième jour à 39° ou 40°. Loin de là, la température est tombée à la normale au bout de 36 heures. C'est donc ailleurs qu'il faut chercher l'explication de ce fait qui, je crois, est la suivante : le malade soumis depuis un certain temps à l'influence de la fièvre septicémique n'a pu subitement s'en débarrasser aussi rapidement que nous lui avons enlevé sa jointure malade. Il a mis 36 heures à éliminer le poison septique accumulé antérieurement, et la température est retombée au taux normal. »

Malheureusement les lésions pulmonaires et la phthisie étaient arrivées à un tel point que notre malade ne pouvait surmonter les suites de l'opération. Dès le quatrième jour, la fièvre vespérale hectique, due à l'affection thorcique, a repris son cours et le malade a succombé le 28e jour.

Ce fait démontre bien que la fièvre traumatique est très légère et peut même ne pas exister chez les phthisiques. Ils partagent cette particularité avec les scrofuleux chez qui la réaction fébrile est également presque nulle. Plusieurs de nos observations (1, 8) signalent ce peu d'intensité de la fièvre. Gerdy (1) avait déjà fait la même remarque et après lui nombre d'auteurs.

(1) Arch. gén. de méd., 3e série, t. IX.

C'est évidemment dans le degré de tolérance variable chez l'individu sain et le sujet malade, dans le mode de réaction violent chez le premier, faible chez le second, qu'il faut chercher l'interprétation de ces faits. Le premier a un organisme vigoureux qui se révolte, le second n'a qu'un organisme affaibli, et sa faiblesse même explique sa tolérance.

En résumé :

Dans les amputations la cicatrisation normale et complète a été observée un certain nombre de fois, ordinairement chez des tuberculeux, rarement chez des phthisiques.

Dans les résections l'insuccès local a été la règle, la guérison, l'exception.

Plus fréquemment la cicatrisation n'a pas été obtenue, la suppuration a continué jusqu'à la mort de l'opéré. Ailleurs les malades ont été perdus de vue.

Existe-t-il localement des tubercules dans la plaie, qui entretiennent la suppuration ? Le fait est possible. Nos observations n'ont pas été étudiées à ce point de vue. L'état général paraît jouer le rôle le plus important.

Les complications observées ont été : la conicité du moignon, la perforation du lambeau par l'extrémité osseuse dénudée, nécrosée, la gangrène des lambeaux, plus rarement l'hémorrhagie. On n'observerait plus guère aujourd'hui la pourriture d'hôpital ou la diphthérie.

Les complications inflammatoires, phlegmon, érysipèle, lymphangite, pyohémie sont rares.

La fièvre traumatique est faible, elle peut ne pas exister.

CHAPITRE V.

TUBERCULOSE LOCALISÉE PRIMITIVEMENT A UNE JOINTURE. INFECTION SECONDAIRE; DE L'INTERVENTION.

Les faits que nous avons recueillis sont peu nombreux. Nous ne possédons que quatre observations d'amputation dans le cas d'arthrite tuberculeuse primitive, affectant la symptomatologie de la tumeur blanche suppurée ordinaire. L'examen anatomique avait démontré l'existence des tubercules dans la jointure, l'auscultation indiquait d'autre part l'état d'intégrité complète des poumons. Dans trois cas, la guérison est donnée comme étant complète. Le quatrième opéré est mort de pyohémie.

Ces résultats n'ont rien qui nous surprenne, les malades ont été opérés de bonne heure, au moment même où l'état général commençait à faiblir ; mais ce n'est pas tant sur le résultat opératoire que nous voulons insister que sur les motifs de l'intervention. Etant démontré qu'une arthrite est tuberculeuse et que la jointure est seule atteinte par la tuberculose, faut-il pratiquer de suite l'amputation?

Cette question de l'intervention dans le cas de tuberculose primitivement localisée à un organe s'est dernièrement présentée à la Société de chirurgie (1) à propos d'une communication de M. Th. Anger, relative à une malade atteinte de tubercules de la choroïde. La tuberculose resta localisée pendant quatre mois. La généralisation s'étant consécutivement effectuée aux viscères de l'abdomen, la question posée fut la

(1) Bull. Soc. chir., 1878, p. 766.

suivante : fallait-il opérer pour s'opposer à la généralisation ultérieure de la tuberculose ? Les avis furent partagés. Cette question de la tuberculose localisée est donc toute d'actualité et mérite de nous arrêter quelques instants.

Dans ce cas, l'intervention ou l'abstention nous paraissent dépendre totalement de l'idée que l'on se fait de la nature de la tuberculose et de celle du tubercule en particulier.

Il est évident que si avec Laënnec on considère le tubercule comme un produit spécifique et que l'on dise avec lui « malheur à celui qui est touché ; » ou si, comme Virchow, on range le tubercule parmi les tumeurs malignes à la façon desquelles il agirait, il est évident qu'avec ces idées il faut intervenir rapidement et supprimer au plus vite le tubercule là où il se développe, puisqu'il peut être le point de départ d'une infection générale et mortelle.

Cette assimilation du tubercule à une tumeur maligne et au cancer en particulier n'est, suivant nous, en rapport ni avec nos connaissances étiologiques de l'affection ni avec nos connaissances anatomiques du tubercule. Nous ne pouvons mieux faire que de citer ici l'opinion de deux auteurs qui sur ce sujet ont une autorité incontestable.

« Le tubercule, dit Pidoux (1), ne doit pas être rangé dans les tumeurs. Sa nature l'en exclut..... L'idée de tumeur emporte l'idée de néoplasme organisé et à vie plus indépendante que celle du tubercule, qui ne l'est pas plus que celle du pus. Comme le pus, le tubercule ne naît en effet que pour dégénérer et pour mourir. La tumeur a plus de vitalité et de processus devant elle, plus de résistance et d'activité propres. On dirait d'un véritable parasite ou d'un animal enté sur un autre. Elle a un tissu, je veux dire un entrelacement ou une juxtaposition de fibres et de fibrilles, une trame, un canevas.

(1) Op. cit., p. 13.

Souvent elle possède des vaisseaux propres, ou bien elle est susceptible d'en avoir. Elle se nourrit, elle s'accroît, elle végète, ce que ne font et ne peuvent faire ni le pus ni le tubercule. »

Et plus loin (1) : « Le cancer a une vie locale aussi intense que celle du tubercule est misérable. L'un est organisé, vasculaire, horriblement sensible ; l'autre, espèce de pus constitutionnel et organique, n'a aucun élément d'accroissement, et, mort-né, n'a juste assez de vie que pour mourir et infecter. L'activité morbide du cancer est bien plus en lui qu'autour de lui. C'est le contraire pour le tubercule. »

Dans la première partie de ce travail nous avons montré, d'après M. Grancher, ce qu'était le tubercule, nous avons vu que sa loi d'évolution, loin d'être celle d'un néoplasme fatalement destructeur, est naturellement curable par induration fibreuse.

De plus, lorsque le tubercule subit la transformation caséeuse, les différences avec le cancer sont encore grandes. « L'état caséeux du centre, dit M. Grancher (2), est dû à une dégénérescence particulière des premières cellules qui composent le tubercule et que j'ai signalée sous le nom de dégénérescence vitreuse ; c'est une altération du protoplasma cellulaire voisine des dégénérescences amyloïde et graisseuse. Elle appartient à ce groupe de lésions anatomiques qui relèvent directement d'un trouble dans la nutrition des éléments histologiques. Insuffisance et perversion de nutrition, voilà la signification immédiate de cette dégénérescence vitreuse du protoplasma des cellules du tubercule. L'état caséeux ou caséo-graisseux est secondaire à l'état vitreux et achève la destruction des éléments anatomiques. »

(1) P. 144.
(2) Loc. cit., p. 538.

« Que dès lors, ajoute M. Grancher, on compare le tubercule au cancer, on verra immédiatement la différence d'une maladie incurable et d'une maladie curable !

« Nous ne connaissons rien de l'étiologie du cancer, sauf qu'il est héréditaire, et par ce seul fait notre arme thérapeupique la plus puissante, la sublata causa nous échappe.

« Histologiquement quelle différence avec le tubercule ! Les cellules du cancer, de toute forme, de tout volume, ont cela de particulier qu'elles sont très vivantes : protoplasma granuleux, gros noyau réfrigent multinucléolé, voilà leur caractère. Ces cellules sont libres, mobiles dans l'alvéole qui les contient ; elles baignent dans un liquide qui forme avec elles le suc cancéreux.

« Les cellules tuberculeuses, au contraire, forment par leur cohésion une masse compacte et sèche vouée à la nécrose moléculaire..., etc...

« ..... Non le cancer n'est pas curable dans le sens médical du mot parce que nous ignorons ses causes, sa nature intime, et qu'il est insensible à tout agent thérapeutique connu. Il faut l'enlever jusqu'à ce que le hasard ait fait découvrir un remède spécifique. Le tubercule au contraire est curable pour les raisons inverses et nous pouvons le combattre avec succès aujourd'hui. »

Ainsi donc le tubercule ne peut être assimilé au cancer ou à une tumeur maligne ; mais s'il existe de telles différences, quelques analogies rapprochent ces deux affections. Nous voulons parler de la théorie de l'auto-infection, partant d'un foyer caséeux tuberculeux et se propageant par les voies lymphatiques ou veineuses pour aller infecter au loin l'économie entière. Cette théorie mise en avant par Buhl et soutenue par les Allemands Virchow, Rindfleisch, etc., a trouvé en France des défenseurs, entre autres MM. Lépine, Charcot, etc.

M. Charcot (1) pense que la diffusion de la matière caséeuse peut subir trois étapes : infection locale ou directe, infection à une distance plus ou moins grande par les vaisseaux lymphatiques ; enfin infection générale, dissémination par tout l'organisme de la granulation grise.

Cette théorie, appuyée par de telles autorités, doit nécessairement entrer en ligne de compte ; aussi, sans adopter les idées allemandes relativement à la nature de la tuberculose et à celle du tubercule, nous croyons qu'un foyer tuberculeux, une fois développé en un point, peut infecter secondairement l'économie. Les faits publiés par MM. Charcot, Parrot, Cornil, démontrent la réalité de ces lymphangites tuberculeuses.

Le sujet de notre observation 94 présentait de gros cordons de lymphangite tuberculeuse, allant des ulcérations intestinales aux ganglions mésentériques. Il semble donc que la question de l'intervention doive, dès lors, se poser plus impérative ; mais nous ne croyons pas qu'il faille se guider sur ces faits seuls pour intervenir aussitôt qu'un foyer caséeux tuberculeux existe en un point, et en particulier dans l'arthrite tuberculeuse primitive. Et cela pour plusieurs raisons.

Nous croyons tout d'abord que lorsqu'un tubercule va se fixer sur une jointure il y est le plus souvent appelé par un traumatisme antérieur, par une lésion, si légère qu'elle soit, qui joue le rôle du locus minoris resistantiæ : mais, si sur cette articulation c'est un tubercule qui l'envahit, c'est que l'individu était déjà sous l'influence de cette prédisposition à la tuberculose, de cette imminence morbide qui fait que si le tubercule n'eût été se fixer sur la jointure, il eût été, au moindre appel, une bronchite par exemple, s'abattre sur le pou-

(1) Cité par Hanot dans son excellent article sur la phthisie, in Dict. de méd. et de chir. prat., t. XXV, p. 274.

mon. Aussi, de ce que par l'opération en enlèvera le tubercule articulaire on pourra, si on admet la possibilité de l'infection ultérieure, retarder ou annihiler cette infection secondaire, mais on ne modifiera pas l'état constitutionnel de l'individu et rien ne l'empêchera ultérieurement d'avoir des tubercules pulmonaires. Aussi l'intervention ne nous paraît-elle pas nécessairement indiquée par ce seul fait.

La seconde raison, et pour nous la meilleure, c'est que cette infection secondaire n'est nullement fatale et que la guérison de cette tuberculose localisée est très possible. L'arthrite tuberculeuse en particulier peut guérir. M. Lannelongue en est convaincu. Köster (1) à ce propos s'exprime ainsi : « Les tubercules des fongosités sont-ils les mêmes histologiquement que ceux de la tuberculose ? Oui; cliniquement ils en diffèrent en ce que leur présence prolongée ne détermine pas ordinairement de tuberculose généralisée, même lorsque la guérison a lieu sans opération. »

Il est vrai que Köster protesse une autre théorie que nous vis-à-vis du tubercule articulaire : « Le tubercule de la fongosité, dit-il, naîtrait spontanément et non sous l'influence d'une dyscrasie tuberculeuse. »

Cette question, on le voit, est loin d'être complètement élucidée. Aussi ne peut-on jusqu'alors être affirmatif dans un sens ou dans l'autre relativement à l'intervention dans la tuberculose primitivement localisée.

Nous concluons donc en disant :

Que jusqu'à ce qu'il nous soit démontré que cette forme d'arthrite ne peut pas guérir comme la tumeur blanche scrofuleuse par le traitement local et général, sans négliger aucune des règles de la thérapeutique générale opposée à la tuberculose ;

(1) Virchow's Archiv, t, XLVIII, p. 95.

Que jusqu'à ce qu'il nous soit démontré que l'infection générale est fatale comme pour le cancer ;

Il faudra : 1° ne point intervenir chirurgicalement dès le début de l'affection, à supposer naturellement que le diagnostic d'arthrite tuberculeuse primitive soit nettement établi.

2° traiter l'arthrite tuberculeuse comme la tumeur blanche scrofuleuse ; traitement local, traitement général ; en insistant sur les conditions hygiéniques, surtout sur l'alimentation, aussi nécessaires pour la cure de la scrofule que pour celle de la tuberculose.

TROISIÈME PARTIE

I. — Mauvais résultats dus aux mauvaises conditions intrinsèques et extrinsèques des opérés. — L'intervention est-elle utile ? Indications.

II. — Comment remédier a ces mauvais résultats ? Indications générales.

I

Dans le chapitre précédent nous avons montré combien les résultats de l'intervention chez les phthisiques étaient mauvais. Nous avons montré que jusqu'alors on n'avait guère obtenu que des succès opératoires et que l'insuccès thérapeutique était la règle. Nous avons vu que les mauvaises conditions dues à l'état général et à l'état viscéral des opérés nous expliquaient les échecs nombreux. Mais pourquoi la plupart de ceux qui guérissent de l'opération et qui survivent pendant quelques mois, quelques années, finissent-ils par succomber à leur phthisie ? La réponse à cette question nous paraît fort simple ; c'est que jusqu'alors on soigne chirurgicalement la tumeur blanche, mais qu'on n'attaque pas suffisamment le mal dès sa racine et cela par les grands moyens modificateurs de ces deux diathèses qui s'unissent ici : la scrofule et la phthisie.

Dans l'état actuel, quelles sont les chances de guérison qui s'offrent avant et après l'opération à ces malheureux malades qui, pour la plupart soignés dans les hôpitaux, sont des sujets de la classe pauvre. C'est ce que nous allons successivement examiner.

Si *l'on n'opère pas*, que va-t-il se passer ? Un sujet atteint de tumeur blanche entre à l'hôpital. On l'immobilise, on lui prescrit un traitement local et général en rapport avec son état. Au bout de 4, 5, 6 mois, peu importe, il se trouve amélioré. Il sort ou on le renvoie. Il retourne chez lui s'il est trop faible, à l'atelier s'il peut travailler ; mais ses forces deviennent bientôt insuffisantes, il se surmène, la misère arrive ; il fait une rechute. Il entre à l'hôpital, cette fois plus malade que la première ; la tumeur blanche a fait des progrès, la phthisie débute ou devient manifeste. Il s'améliore encore, il sort, mais pour rentrer bientôt après. Dès lors l'affection fait des progrès rapides ; la tumeur blanche suppurée active la marche de la phthisie, cette dernière empêche l'autre de guérir. C'est un cercle dont le malade ne peut sortir. Il a obtenu deux, trois fois ou plus des améliorations passagères, mais le terme fatal, bien que retardé, n'en est pas moins sûrement atteint. C'est à peu près là l'histoire de tous ces scrofuleux phthisiques qui entrent à l'hôpital. Ce fait est aussi vrai pour ceux qui sont soignés dans les services de chirurgie que pour ceux qui sont admis dans les services de médecine.

M. Grancher (1), dans un remarquable travail intitulé « La phthisie dans les hôpitaux, » montre fort bien ce que deviennent tous ces malheureux de la classe pauvre, une fois qu'ils sont atteints par la tuberculose ; la misère les y conduit, la misère les empêche d'en sortir.

« Et cependant, ajoute M. Grancher, il serait injuste de

(1) Gaz. méd. de Paris, 1878, p. 297 et séq.

dire qu'un chef de famille devenu phthisique ne trouve pas sa famille dévouée, l'Assistance publique généreuse et les médecins instruits et empressés à le secourir. Pourquoi tous ces efforts ne réussissent-ils pas mieux ? La maladie est-elle absolument incurable et dès qu'un homme est touché doit-on l'abandonner ? ou bien ne pourrait-on pas faire meilleur usage des ressources combinées de la famille, de l'Assistance publique et de la science ? Aucun médecin n'hésitera à répondre qu'il faudra apporter des réformes radicales dans le traitement des phthisiques pauvres qui forment la clientèle des hôpitaux. »

Les médicaments ne manquent pas, mais c'est l'hygiène, c'est-à-dire l'air, le repos et surtout l'aliment.

Ce n'est évidemment pas une critique que nous adressons à l'Assistance publique qui fait tous ses efforts pour améliorer, autant que ses ressources le lui permettent, l'état des malades, mais c'est dans le but seul de démontrer qu'avec les mêmes ressources il y aurait peut-être mieux à faire, que nous écrivons ce chapitre.

Toutefois, avant de formuler, sous l'appui de M. Grancher, ces indications générales, achevons d'examiner quelles sont les chances de guérison qui s'offrent actuellement à ces malades, si on les opère.

Nous avons vu que, si on n'opérait pas, ils sont à peu près fatalement voués à la mort. Si on les opère, les résultats définitifs ne sont guère meilleurs ; mais entrons dans quelques détails.

Prenons d'abord un phthisique au début atteint de tumeur blanche suppurée. Ici l'état local est grave, mais l'état général est encore bon ; le malade maigrit cependant, tousse matin et soir, a des accès fébriles de temps à autre, des sueurs, etc. mais, et j'insiste, l'état général est encore bon, le malade mange, digère assez bien. Que peut-il résulter de l'amputation ? L'opéré peut tout d'abord mourir plus rapidement, par le seul fait de l'intervention ; mais c'est le cas le moins fréquent. Il peut subir une amélioration de quelques mois et mourir ; ou enfin guérir ; mais nous avons vu que, pour la plupart des sujets qui ont été suivis, les cas de guérisons ne sont que des prolongations de quelques années. Ils meurent donc presque tous phthisiques dans un temps donné, au moins dans les *conditions actuelles.* En résumé, l'opération, en supposant qu'elle donné le meilleur résultat, les prolonge de quelques années, mais ne les guérit pas *seule*

Ils ne peuvent et *ne pourront guérir complètement que si on s'oppose à l'évolution ultérieure de la phthisie*, c'est cette dernière partie de la thérapeutique qui jusqu'alors n'est pas remplie.

Ici intervient une question fort importante. Chez ces malades, encore peut atteints par la phthisie, l'intervention chirurgicale est-elle indispensable ? Cette dernière est-elle le seul moyen qui s'offre à nous pour améliorer les résultats de la thérapeutique chez ces malades à la fois atteints de tuberculose et de tumeur blanche ? Il y a en effet à se demander si, chez ceux qui ont totalement guéri ou mieux qui pourraient totalement guérir par l'opération aidée du traitement consécutif médical et hygiénique, l'organisme qui a fait les frais de la réparation locale et ceux d'une guérison de la tuberculose, n'aurait pas fait ceux d'une guérison analogue sans amputation, à la condition, toutefois, que l'on eût placé ces malades dans toutes les conditions d'hygiène, de thérapeutique locale et générale, favorables à cette heureuse issue.

Pour notre compte, nous croyons que pour un certain nombre de sujets cela eût été possible. Mais, évidemment dans les conditions où se trouvent la presque totalité des opérés sur lesquels portent nos statistiques, les résultats ne pouvaient guèrent être meilleurs ; puisqu'il s'agit presque toujours de malades qui ne peuvent supporter ni les frais ni les exigences d'un traitement médical et hygiénique, climatérique, etc., joint à un traitement local bien compris.

En résumé, nous appuyant d'une part sur la possibilité de guérir la phthisie surtout dans ses formes chroniques et lentes, d'autres part en voyant les résultats excellents obtenus à Berck-sur-Mer (1) dans le traitement des coxalgies, même arrivées à une période de suppuration avancée, nous croyons que ces malades mis dans d'autres conditions (surtout si c'est à l'hôpital) non seulement vivront aussi et même plus longtemps que si on les amputait, mais encore que l'on pourra obtenir ainsi plus de guérisons complètes que par l'intervention chirurgicale seule. De plus on aura l'immense avantage, dans les cas même où on échouerait par cette thérapeutique, de ne pas avoir activé chez quelques opérés leur terminaison funeste, comme nous en rapportons des exemples.

Il est évident que la guérison sera chez nos malades plus difficile à obtenir que chez un simple phthisique ou un scrofuleux uniquement atteint de tumeur blanche; mais les résultats de l'intervention chirurgicale seule étant très mauvais, il faut chercher mieux.

Donc chez les phthisique peu avancés, au début de la tuberculose, il ne nous paraît pas nécessaire d'intervenir par le couteau, il faudra appliquer dans toute sa rigeur la thérapeutique générale que nous indiquons. Comment obtenir ces résultats, c'est ce que nous essayerons d'exposer plus loin.

Passons d'un extrême à l'autre et prenons un phthisique à la troisième période.

Dans ce cas, le résultat n'est pas douteux si on opère, il ne mourra peut-être pas de l'opération, il pourra même avoir

(1) Voir Dr Cazin. Statist. des coxalgies suppurées traitées à Berck-sur-mer. Bull. Soc. chir., 1876, séance du 26 avril.

une amélioration momentanée et fort passagère, mais il mourra toujours. D'autre part, on n'a guère de meilleurs résultats quelle que soit l'hygiène ou la thérapeutique. Ces malades sont complètement épuisés, une fièvre continue les mine, les viscères sont altérés ; tout est à peu près perdu. Qu'on les opère qu'on ne les opère pas, ils mourront quand même. S'il est un moyen de les prolonger, nous croyons que c'est plus encore par l'hygiène, la thérapeutique médicale que par l'opération.

Donc chez les phthisiques très avancés l'intervention est inutile, ils sont incurables par tous les moyens.

A côté de ces deux extrêmes se trouve toute une catégorie de malades qui, fort nombreux, forment la classe intermédiaire aux deux précédentes. C'est là que la question de la curabilité ou de l'incurabilité est délicate à apprécier.

Dans ces cas, ce n'est qu'après un examen attentif de l'état général, de l'état des poumons et de celui des autres viscères, foie, reins, etc., que l'on décidera si le sujet présente quelques chances de guérison, ou s'il est fatalement destiné à mourir. Dans le premier cas, il sera traité comme ceux qui encore peu atteints peuvent guérir ; dans le second, il sera considéré comme incurable et soigné comme tel.

On voit, d'après ce qui précéde, que nous ne sommes guère favorables à l'intervention chez les tuberculeux, mais cela *à la condition* que l'on use et que l'on puisse user de toutes les ressources de thérapeutique et d'hygiène sur lesquelles nous avons suffisament insisté.

Une seule indication nous paraît, quel que soit l'état du sujet, de nature à nécessiter l'intervention, nous voulons parler de la *douleur* excessive qui accompagne certaines tumeurs blanches suppurées. Lorsque tous les moyens employés pour la combattre ont échoué, l'indication nous paraît formelle. Ces malheureux eux-mêmes réclament avec instance l'amputation.

Si ces conditions de thérapeutique générale sont impossibles à remplir, que faudra-t-il faire ? Evidemment l'abstention doit être moins rigoureuse, puisqu'il est démontré que ces malades sont fatalement destinés à mourir dans un temps plus ou moins proche.

Tout d'abord, chez les phthisiques avancés, toute intervention est inutile, sauf dans les cas de douleurs excessives. Nous conseillons de les laisser mourir sans opération.

Chez les malades dont la phthisie est peu avancée, au premier degré ou à peine au second, on aura d'autant plus de chances de guérison qu'on opérera plus rapidement, et que l'individu sera moins cachectique.

En supprimant le foyer de suppuration, on supprimera une des deux causes d'épuisement. On a l'espoir de *prolonger la vie* du malade, mais on sait maintenant quels sont les risques que l'on court.

II.

Jusqu'alors nous avons cherché à démontrer quelles étaient les causes multiples des insuccès opératoires et des insuccès thérapeutiques ; mais il ne suffit pas de dire que ce qui existe ou que ce qui a été fait est insuffisant et mauvais, il faut de toute nécessité indiquer ce qu'il y aurait à faire. C'est là que nous allons encore avoir recours à M. Grancher, dont la haute expérience en ce sujet donne une valeur incontestable à ces indications générales.

Dans un travail que nous avons déjà cité, M. Grancher montre la nécessité d'une réforme radicale dans le traitement des phthisiques dans les hôpitaux. En voici résumés les points principaux.

En 1869, année sur laquelle se base M. Grancher pour établir ses calculs, on compte près de 1,500,000 (1,446,938) journées de malades que le compte moral de l'Assistance publique donnait pour les hôpitaux communs et pour la médecine seulement. Sur ces 1,446,938 journées de malades, le quart environ appartient aux phthisiques, soit 361,734. « Et loin d'exagérer j'abaisse intentionnellement le chiffre des phthisiques qui, d'après mes recherches, varie du quart au tiers dans les hôpitaux communs. »

Cherchons maintenant ce que coûte une journée d'hôpital à l'Assistance publique.

En 1869, la journée d'hôpital revenait à 3 fr. 53.
— la journée d'hospice à 1 fr. 54.

Différence 2 francs moins 1 cent., soit 2 francs. Aujourd'hui la journée est évidemment plus chère, mais le rapport entre la journée d'hôpital et la journée d'hospice doit être sensiblement le même ; mettons 4,53, 2,54. « Or, s'il est démontré qu'un grand nombre de phthisiques, le plus grand nombre, est aussi utilement traité à l'hospice qu'à l'hôpital, on voit la conclusion. L'administration peut réaliser sur les phthisiques une grosse économie qu'elle emploiera à guérir ceux qui peuvent guérir. »

En comptant qu'à l'hospice un phthisique coûte plus cher qu'un incurable cancéreux ou épileptique, et en supposant que l'économie ne soit que de 1 franc : « Sur le total des journées de phthisiques, soit 361,734, nous pouvons en attribuer 250,000 à 300,000 aux phthisiques incurables à qui l'hospice convient et suffit. L'Assistance publique réalisera donc quand elle le voudra une économie minima de 250,000 à 300,000 fr. par an sur le seul traitement des phthisiques. »

« Cette somme suffirait à la guérison d'un petit nombre

de tuberculeux soigneusement choisis par un, deux et même trois chefs de service dont les certificats seraient nécessaires pour la participation au traitement dispendieux et très long qu'exige la cure de la phthisie. »

Par un autre calcul, M. Grancher démontre que chaque phthisique coûte à sa famille au moins 480 à 500 francs, et à l'Assistance publique 500 à 600 francs.

« En résumé un phthisique coûte à l'Assistance publique ou à sa famille au minimum 1,000 francs...pour mourir.

Avec une organisation meilleure, le plus grand nombre des phthisiques seraient traités comme les infirmes, les incurables, à 2 fr. 50 par jour ; quelques-uns dépenseraient 20 fr. par jour et guériraient.

« Avec l'organisation actuelle tous les phthisiques sont traités indistinctement à 3,50 et ils meurent tous. »

Ces réformes dont M. Grancher montre si nettement la nécessité sont, il nous semble, applicables également aux sujets atteints de phthisie et de tumeur blanche. Puisqu'il est démontré qu'ils ne guérissent actuellement ni par l'abstention ni par l'intervention chirurgicale, il faut chercher là une solution meilleure.

Nous formulerons donc ainsi nos conclusions :

CONCLUSIONS GÉNÉRALES.

I. — Jusqu'alors les résultats de l'intervention chirurgicale chez les phthisiques ont été mauvais.

Jusqu'alors on n'a guère obtenu que des succès opératoires.

Jusqu'alors l'insuccès thérapeutique a été la règle, le succès, l'exception.

II. — Les amputations ont donné une mortalité moins grande que les résections.

III. — Les amputations, dans les cas où elles se terminent par la mort, tuent ordinairement rapidement, à l'inverse des résections qui tuent lentement, mais plus sûrement. La raison en est dans l'ablation brusque d'un foyer de suppuration, d'un exutoire.

De là on peut déduire :

Qu'il faudra préférer l'amputation à la résection.

Que si on se décide à amputer, il faudra, à tout prix, faire sur la poitrine une révulsion énergique, ce qui n'empêchera pas d'agir par le traitement général.

Que dans ces conditions, on pourra employer alors les procédés et les pansements qui tarissent rapidement la suppuration, en guérissant plus vite et plus sûrement la plaie d'amputation.

IV. — Dans les amputations la cicatrisation complète s'observe dans un certain nombre de cas.

Dans les résections, c'est l'exception.

Le plus fréquemment la cicatrisation complète n'est pas obtenue. La suppuration a continué jusqu'à la mort de l'opéré, ailleurs les malades ont été perdus de vue.

Existe-t-il localement des tubercules qui entretiennent la suppuration ? C'est une question à étudier.

Les complications observées ont été : la conicité du moignon, la perforation du lambeau par l'extrémité osseuse dénudée, nécrosée, plus rarement la gangrène des lambeaux, l'hémorrhagie. Les complications inflammatoires, érysipèle, lymphangite, etc., sont rares.

La fièvre traumatique est faible ; elle peut ne pas exister.

V. — Dans l'arthrite tuberculeuse primitive l'intervention n'est pas indiquée d'emblée, l'infection secondaire n'est pas fatale, la guérison est possible.

VI. — Les insuccès opératoires dépendent surtout du mauvais état général et du mauvais état viscéral du sujet.

Les insuccès thérapeutiques dépendent surtout des mauvaises conditions hygiéniques consécutives.

VII. — Les moyens d'améliorer ces résultats sont, les uns préventifs, les autres thérapeutiques.

a. Les moyens préventifs consisteraient à soigner énergiquement la scrofule dès ses manifestations premières, à éviter, dès lors, l'apparition des tumeurs blanches.

Pour cela, la création d'hôpitaux de scrofuleux, réunissant l'hygiène intérieure : aliment, vêtement, thérapeutique interne, etc., et l'hygiène extérieure, c'est-à-dire l'air pur et en particulier l'air maritime, permettra seule d'éteindre le mal dès sa racine.

b. La tumeur blanche existe-t-elle ? les malades seront

soignés comme les précédents, en y joignant toutes les règles de la thérapeutique articulaire.

Il faudrait donc multiplier les établissements analogues à celui de Berck-sur-Mer, où les résultats obtenus sont déjà fort importants.

c. Le sujet est-il scrofuleux et tuberculeux ?

Ou bien il est curable. Il y a encore espoir de le guérir sans opération par la thérapeutique médico-chirurgicale et l'hygiène.

On pourrait joindre à l'air maritime l'influence favorable des climats du midi, peut-être d'Algérie.

Ou bien il est incurable. Il sera placé et traité comme tel dans un hospice, ce dernier réunissant toutefois les meilleures conditions possibles de salubrité et d'hygiène.

VIII. — Même dans ces conditions, une seule indication d'intervention nous paraît formelle. La douleur excessive et incoercible.

IX. — Si la thérapeutique précédente est impossible à appliquer, l'abstention est moins formelle.

On aura d'autant plus de chances de succès que l'opération sera plus hâtive. En supprimant le foyer de suppuration, on supprime une des causes d'épuisement.

Il faudra se conformer aux règles formulées plus haut, conclusion III.

Dans ces conditions, l'opération n'est jamais que palliative.

OBSERVATIONS.

Premier groupe : Amputations.

1° *Guérisons complètes.*

Observation I (Cadeau, th. 1874, p. 16).

Ostéo-arthrite du pied gauche; symptômes de tuberculose pulmonaire amputation de la jambe au tiers inférieur; guérison.

Sabatier (Alexandre), 34 ans, chapelier. Service de M. Verneuil. 23 janvier 1873. Saint-Louis, n° 17.

Bonne santé habituelle ; début des douleurs dans le pied gauche en mars 1872, gonflement ; abcès, fistules multiples.

Etat actuel : Ostéo-arthrite tarso-métatarsienne suppurée. Etat général mauvais ; le malade est pâle, a beaucoup maigri ; pas d'appétit, dort peu, sueurs nocturnes ; toux sèche. A la percussion diminution de la sonorité du thorax à gauche ; à l'auscultation quelques râles sous-crépitants de ce côté. Traitement : iodure de potassium, iodure de fer. Huile de foie de morue ; vin de quinquina ; injections iodées.

Au bout de quinze jours, aggravation de l'état général, toux, sueurs ; fièvre hectique ; râles plus abondants dans la poitrine.

Amputation de la jambe le 14 février. Pansement ouaté.

Le 15. T. 37,2 le matin ; 38,2 le soir.

Le 17. T. 36,8 le matin ; 37,8 le soir.

4 mars. On enlève le pansement. Bon aspect de la plaie. T. 37° — 38,5.

Le 21. On enlève le second pansement ouaté. Pansement à la glycérine, puis à l'alcool.

17 juin. Sort. Guérison locale. Etat général excellent.

19 mars 1874. Nous avons été visiter le malade. Il jouit de la santé la plus parfaite.

Suite de l'observation précédente, guérison démentie deux ans après ; ostéite de la colonne vertébrale ; phthisie (Bernard, th. 1875, p. 45).

Le mieux cesse vers le mois de janvier 1875, Douleurs des reins, faiblesse, toux, perte d'appétit. Vers le mois de février, il remarque une petite tumeur indolente, molle, siégeant dans la région lombaire gauche.

Entre en mars dans le service de M. Verneuil. Le malade est pâle, digère mal, transpire la nuit, a perdu ses forces, tousse quelquefois le matin, a de la submatité aux sommets des poumons.

La tumeur de la région lombaire a fait de nouveaux progrès. M. Verneuil diagnostique un abcès froid, symptomatique d'une lésion de la colonne vertébrale. Traitement tonique et antistrumeux.

Le 3 juin. Drainage de l'abcès; injections de chloral au centième.

Jusqu'au 20 juin la température oscille entre 37,5-38 le matin et 38,5-39,5 le soir.

La suppuration est presque tarie. L'état général s'aggrave; sueurs abondantes; amaigrissement; diarrhée, toux plus fréquente.

25 juin. Psoïtis. — Du 1er au 15 juillet. Aggravation lente mais progressive de l'état général : fièvre presque continue, atteignant souvent 39,8 et 40, avec température restant élevée le matin, frisson et redoublement le soir; sueurs nocturnes persistantes, diarrhée continuelle, affaiblissement progressif. Tout fait craindre une issue fatale.

Obs. II (Cadeau, p. 26).

Symptômes de tuberculisation pulmonaire consécutifs à une suppuration osseuse et disparaissant avec elle par l'amputation. Service de M. Guérin, obs. de M. Pozzi.

E. Pacaud, 28 ans, dessinateur, constitution vigoureuse.

22 juillet 1862. Contusion violente du pied.

24 janvier 1863. Entre au service de M. Ollier à l'Hôtel-Dieu de

Lyon. Ostéo-arthrite métatarsienne, ablation de séquestres. Au bout de quarante jours, la guérison paraît complète. Rien du côté des poumons.

Juillet 1864. Retour de voyage en Suisse. Entre de nouveau au service de M. Ollier. Récidive locale, fistules multiples. L'état géné ral décline de jour en jour ; amaigrissement ; toux, crachats striés de sang.

2 mai 1865. Désarticulation tibio-tarsienne. Guérison locale, rapide ; l'état général devient excellent ; la toux disparaît ; va bien pendant trois ans.

22 juin 1868. Entre au service de M. Guérin, hôpital Saint-Louis. Abcès, fistules du moignon. Craquements humides des deux sommets, tousse, crache abondamment. Traitement local et général, les fistules se ferment. Sort ; va à la campagne.

En 1869. Etat excellent L'examen thoracique ne laisse découvrir aucune lésion.

Obs. III (Dr Mascarel, France médicale, 1876, nº 52).

Tumeur blanche ; phthisie au premier degré ; amputation ; guérison ; hémoptysie un an après.

38 ans, libraire, atteint de tumeur blanche tibio-tarsienne suppurée, abcès successifs ; douleurs vives. Bientôt accidents pulmonaires : toux fréquente ; expectoration granuleuse le matin, amaigrissement, perte d'appétit, diarrhée, râles muqueux dans les divers points de la poitrine, craquements humides dans les deux sommets.

En mai 1875, le malade était arrivé à la dernière période du marasme ; fistules multiples, douleurs vives, sueurs abondantes. On reconnaît la phthisie pulmonaire à la première période. Il réclame l'amputation.

Amputation de la jambe au lieu d'élection. La plaie fut longue à guérir. Grande amélioration, l'appétit revient ; la diarrhée cesse ; la toux et l'expectoration diminuent.

Le 5 septembre. Cicatrice solide ; toux presque disparue ; embonpoint ; les symptômes physiques pulmonaires sont devenus rares e disséminés ; expectoration nulle.

Mai 1876. Le malade s'enrhume. Après avoir placé sa jambe pendant une demi-heure sur une table élevée, il crache un demi-verre de sang. Rétablissement complet.

Obs. IV (Dr Mascarel, id.).

Tumeur blanche ; phthisie ; amputation ; guérison. Mort cinq ans après de fluxion de poitrine.

Sacristain, 35 ans ; tumeur blanche du genou droit depuis 5 ans ; depuis un an, toux sèche, légère expectoration grumeleuse ; depuis trois mois, diarrhée, appétit nul, forces épuisées. Craquements dans l'une des fosses sus-épineuses ; résonnance de la voix et de la toux du sommet droit ; sous le tiers moyen de la clavicule droite on constate une submatité et des bulles de râles humides. Le malade réclame l'amputation.

Amputation de cuisse. Réunion immédiate, suture. La réunion a lieu par première intention.

Amélioration rapide ; 3 mois après embonpoint ; les craquements disparaissent de jour en jour. Deux ans après état excellent. Cinq ans après, mort de fluxion de poitrine.

Obs. V (Roux, th. 1874, p. 45).

Arthrite tuberculeuse du genou ; phthisie au début ; amputation ; guérison. Perdu de vue au bout de trois mois.

D..., 32 ans. Entre en juin à l'Hôtel-Dieu de Lyon, service de M. Ollier. Arthrite tuberculeuse du genou datant de deux ans ; fistules périarticulaires ; hémoptysie, toux ; le malade pâlit, maigrit ; craquements sous la clavicule gauche, expiration prolongée.

Amputation au tiers inférieur. Guérison rapide.

Trois mois après : excellente santé ; il avait engraissé, ne toussait plus et se trouvait, comme état général, mieux qu'il n'avait jamais été. Obscurité de la respiration à gauche, plus de craquements.

Obs. VI (Th. Clipet, 1867, p. 34).

Tumeur blanche du coude ; phthisie au premier degré ; amputation guérison. Perdu de vue au bout de sept mois.

M..., 50 ans. Tumeur blanche du coude, suppurée, remontant à deux ans. Il tousse depuis quinze ans ; crache du sang de temps à autre ; d'ailleurs santé assez bonne ; ce n'est que dans ces derniers temps que les douleurs qu'il éprouva dans le coude ont amené la perte du sommeil et de l'appétit ; apyrexie. Auscultation : à droite en avant au sommet du poumon, affaiblissement du murmure vésiculaire ; en avant et en arrière, expiration prolongée ; à la percussion on trouve en avant de la matité, en arrière la matité existe également, mais moins prononcée.

Amputation du bras le 10 juin. Le 25 la plaie est cicatrisée ; beau moignon. Dès les premiers jours de l'opération l'état général s'améliore. Il quitte l'asile le 31 août dans un état de santé dont il n'a pas joui depuis longtemps. Il tousse toujours un peu ; pas de modifications dans les signes physiques. En janvier 1867, même état.

Obs. VII (Michaux, Bull. Acad. royale de Belgique, 1859, t. II, p. 625).

Carie tarso-métatarsienne ; amputation de Syme ; guérison.
Mort sept ans après de phthisie.

Henri Vander Helst, 38 ans. Hôpital de Louvain, 6 janvier 1849. Carie tarso-métatarsienne ; fistules multiples. Début 5 mois.

12 avril. Amputation tibio-tarsienne par le procédé de Syme. Etat diphthéritique de la plaie, pourriture d'hôpital, hémorrhagie, plusieurs abcès, lymphangite ; cicatrisation au bout de six semaines. Sortie de l'hôpital trois mois après la cicatrisation de la plaie. La phthisie pulmonaire, qui jusqu'alors n'avait pas donné de signes, se développe. Il meurt de phthisie sept ans après.

Obs. VIII (Gerdy, Arch. gén. de méd., 1840).

Tumeur blanche ; amputation ; guérison. Mort deux ans après de phthisie.

Un enfant présentant tous les signes de la phthisie était en même temps affecté de tumeur blanche avec carie et abcès du coude droit. Il toussait depuis longtemps ; il avait de la diarrhée et était dans un état de marasme très prononcé. Amputation du bras, pas de fièvre traumatique. L'état général devient bon. Il meurt deux ans après de sa phthisie pulmonaire.

Obs. IX (Langenbeck's Archiv, t. II, p. 538).

Carie des cuboïdes; tuberculose au début; amputation; guérison.
Mort quatre ans après de phthisie pulmonaire.

Femme, 29 ans. Carie des cuboïdes, fistules ; début 6 mois auparavant. Tuberculose au début. Etat de marasme qui semble dû à l'affection osseuse.

25 mars 1854. Amputation. Guérison locale au bout de quatre mois ; l'état cachectique fut long à céder. La malade quitte l'hôpital dans un état assez satisfaisant.

En 1858, 4 ans après, mort de phthisie pulmonaire.

Obs. X (Langenbeck's Archiv, t. IV. Dr O. Weber).

Homme, 30 ans. Carie tuberculeuse du tarse.

12 avril 1859. Amputation. Guérison. Sept ans après, mort de phthisie.

Obs. XI (Langenbeck's Archiv, t. IV. Dr G. Weber).

Homme, 18 ans. Carie scrofuleuse du tarse ayant débuté il y a trois mois ; amputation le 22 juillet 1852. Guérison en dix semaines. Sorti avec une tuberculose au début. Meurt un an après de tuberculose.

Obs. XII (Dr Bryant, The Lancet, 1878, t. I, p. 10).

Nécrose de l'extrémité supérieure du tibia; tuberculose au début;
amputation; guérison.

R. H... Laboureur, 42 ans. 27 ans auparavant coup de pied au-dessous du genou ; plusieurs mois après abcès. Reste au lit pendant six mois ; il reste dès lors à peu près guéri pendant plusieurs années ; depuis 9 ans récidive qui va en s'aggravant.

A son entrée, 7 février, nécrose de l'extrémité supérieure du tibia, fistules multiples. Le genou est luxé et ne suppure pas. Appareil à irrigation.

Le 14, il crache le sang Le Dr Taylor percute la poitrine; matité étendue en avant jusqu'au-dessous de la seconde côte droite; en arrière jusqu'à la pointe de l'omoplate; craquements et râles, sueurs et fièvre le soir. Le 24, épistaxis considérable.

2 février. Amputation intra-condylienne de la cuisse ; ligature au catgut, lavage de la plaie à l'eau iodée, pansement à la charpie sèche (lint).

Le 17. Exempt de toux, de crachats et de douleurs, craquements bronchiques et bronchophonie distincts sous la clavicule droite; quelques râles humides, signes moins marqués enfin qu'au premier examen.

Sorti le 22 mars.

10 juin. Beau moignon ; n'a plus aucun symptôme pulmonaire.

2° *Guérisons incomplètes.*

Obs. XIII (Th. Finelli, 1878, Montpellier, p. 35).

M. C..., marin, 60 ans entre à l'hôpital de la Conception le 30 juillet 1869, pour une tumeur blanche suppurée du genou droit remontant à deux ans.

Le malade toussait depuis une quinzaine d'années. Il avait eu des hémoptysies à diverses reprises. A l'auscultation, on observait au sommet droit et en avant de l'affaiblissement du murmure vésiculaire; en arrière respiration prolongée.

Amputation le 3 août. Les suites de l'amputation furent bonnes; le malade quitte l'hôpital le 2 septembre sans que les lésions pulmonaires eussent fait des progrès, dans un état général satisfaisant.

Obs. XIV (Paquet, th. Paris, 1867, p. 66).

Zilder, 35 ans. Depuis trois ans, tumeur blanche du cou-de-pied droit, carie du calcanéum ; craquements humides des sommets, tuberculose au début.

Amputation de la jambe le 10 juillet.

Le 24, la plaie est vermeille, bourgeonne, le malade marche vers la guérison.

Obs. XV (Chassaignac, Traité de la suppuration, p. 361).

Rémy, 39 ans, homme de lettres, entre le 15 mars 1855 à l'hôpital Lariboisière ; affection tuberculeuse des os du tarse, au pied gauche, dont le début remonte en octobre 1853. *Actuellement :* Abcès multiples, trajets fistuleux, gonflement, douleurs intolérables, l'état général est mauvais ; phthisie au second degré.

Le 16, amputation au tiers inférieur de la jambe. Amélioration, va bien les premiers jours.

14 avril, perforation du lambeau par le péroné et le tibia.

Sort le 15. L'état général est amélioré.

Obs. XVI (Dr Savory, The Lancet, 1879, t. I).

Amputation au tiers inférieur de l'avant-bras, dans un cas de phthisie avancée; succès de l'opération, amélioration des symptômes pulmonaires.

D.... D., 24 ans, bonne santé. Vers la fin de 1875, abcès multiples dans l'articulation du poignet droit. Depuis lors sa santé faiblit; depuis un an, il tousse beaucoup, pas d'hémoptysie.

Actuellement, 20 octobre 1877 : consomption, doigts en massue. Le poignet gauche est devenu douloureux, des abcès se sont formés, ont fusé dans les gaines ; hypertrophie des extrémités radiales et cubitales; enflure uniforme du poignet, fluctuation, carie des os du carpe. Fièvre constante, toux fatigante, crachats muco-purulents, pas d'albumine; altérations pulmonaires plus avancées du côté gauche.

Le 25, amputation. Fièvre pendant les premiers jours. A partir du 31 apyrexie, la toux et l'expectoration diminuent; il engraisse.

Il est renvoyé comme convalescent.

30 novembre. L'auscultation donne encore les signes d'une phthisie avancée.

Obs. XVII (Dr Savory, The Lancet, 1879, t. I).

Ostéo-arthrite radio-carpienne suppurée; phthisie troisième période; amputation; légère amélioration; mort certaine.

C..., 24 ans, charpentier entre le 14 novembre 1877; fracture du poignet pendant l'enfance. Depuis dix mois, douleurs et gonflement. *Actuellement*: Symptômes tuberculeux: toux, crachats, sueurs nocturnes, hémoptysies, dysphonie; larynx douloureux à la pression; maigre, apparence d'un phthisique. L'auscultation donne les signes d'une phthisie à la troisième période. Arthrite radio-carpienne suppurée; pas d'albumine.

28 novembre, amputation de l'avant-bras gauche.

Fièvre modérée pendant les premiers jours; à partir du 5, température normale.

Renvoyé le 29 décembre; état satisfaisant; quelque temps après hémoptysie.

13 janvier; plaie cicatrisée; la phthisie évolue rapidement, mort certaine.

3° *Morts*.

Obs. XVIII (Michaux, Bull. Acad. royale de Belgique, 1859, t. II, p. 641).

Carie des os du tarse; tuberculose pulmonaire; amputation tibio-tarsienne; gangrène du lambeau; hémorrhagie; mort.

Henri E..., 22 ans. Lymphatique. En 1848 entorse du pied gauche. Dès lors début d'arthrite. Tousse depuis deux ans.

Actuellement: Sueurs nocturnes, diarrhée, essoufflement facile, fièvre hectique.

Le 18 janvier 1851. Désarticulation tibio-tarsiennes, par le procédé J. Roux.

Le 21. Amélioration des symptômes généraux; gangrène du lambeau; ablation des points de suture.

Le 23. La diarrhée reprend, mauvais état général; hémorrhagie, suite des quintes de toux; mort subite.

Autopsie: Poumon gauche, tubercules au premier degré; une cavernule remplie de pus; à droite, tubercules, cicatrice d'une caverne.

Obs. XIX (Th. Paquet, 1867, p. 59).

R... (Marie), 7 ans, entrée le 1er janvier 1867 pour une tumeur blanche du genou droit, ayant débuté trois ans auparavant.

Actuellement: Amaigrissement, cachexie, toux, sueurs nocturnes, fièvre intense.

Amputation le 21 mai. Depuis lors aggravation constante. Mort le 1er juin.

Autopsie: Traces de méningite sans tubercules. Tubercules dans les deux poumons à diverses périodes; état gras du foie et des reins.

Obs. XX (Crocq, Bull. Acad. royale de Belgique, 1860, p. 616).

Tumeur blanche du poignet; phthisie au début; amputation; mort.

Eve J... Depuis six mois, tumeur blanche du poignet, oppression, craquements aux deux sommets, fièvre, sueurs nocturnes, inappétence.

Octobre 1846, amputation de l'avant-bras.

D'abord tout marcha bien. Cessation des phénomènes alarmants; cicatrisation marche lentement. Au bout de deux mois, elle n'est pas complète.

Janvier 1847, toux plus forte; l'amaigrissement reprend. Développement de souffle caverneux et de gargouillement aux deux sommets. Péritonite tuberculeuse.

Mort en juillet 1847; pas d'autopsie.

Obs. XXI (Id. Crocq, p. 617).

V..., 55 ans. Entre à Saint-Jean en janvier 1849, pour arthrite métatarso-phalangienne du pied gauche ; fistules multiples. Dès le mois de juillet, affaiblissement, toux, sueurs, etc.

6 octobre, amputation.

Le 26, plaie guérie ; mais dépérissement, toux, formation de deux cavernes aux sommets.

Mort de phthisie avancée.

Obs. XXII (Lebert, Traité des maladies scrofuleuses, 1849, p. 611).

Tumeur blanche du coude; amputation du bras; pourriture d'hôpital; mort; pneumonie lobulaire; tubercules pulmonaires.

Fille âgée de 3 ans, entre à l'hôpital des Enfants, le 21 août 1848, pour une tumeur blanche suppurée du coude remontant au mois de mai 1848.

Amputation le 22 janvier; pourriture d'hôpital, mort quelques jours après.

Autopsie : Pneumonie lobulaire circonscrite; hépatisation rouge et grise avec quelques tubercules miliaires, foie gras, rate hypertrophiée, etc.

Obs. XXIII (Vincent, th. agrég., 1878, p. 289).

Tumeur blanche du poignet ; amputation de l'avant-bras ; mort de phthisie pulmonaire au troisième degré.

B..., 26 ans, entre salle Saint-Augustin, le 16 juin 1871, pour tumeur blanche du poignet gauche, dont le début remonte au mois de décembre 1870.

Au mois de septembre, l'abondance de la suppuration, l'acuité des douleurs, l'épuisement par une diarrhée liée à la tuberculose, la destruction totale des os du carpe fait décider l'amputation de l'avant-bras qui est pratiquée le 27 par M. Panas.

La diarrhée persiste, l'amaigrissement et l'épuisement deviennent extrêmes. Le malade succombe treize jours après l'opération.

Autopsie : Phthisie pulmonaire à la période extrême, excavations, du haut en bas ; à peine reste-t-il du parenchyme non altéré.

Obs. XXIV (Vincent, id., p, 290).

Papet, 48 ans. Tumeur blanche du genou suppurée ; signes généraux de scrofule avancée, abcès froids au voisinage du coude. Phthisie au troisième degré.

Le 30 novembre. Amputation de la cuisse par M. Panas, sur ce malade mourant. Tentative de réunion immédiate, pansement ouaté.

Mort subite le 8 décembre. L'autopsie ne permet pas d'en trouver la cause.

Obs. XXV (Th. Clipet, 1867, p. 36).

Th. P..., sculpteur, 18 ans, Saint-Louis, service de M. Guérin, arthrite tibio-tarsienne suppurée, développée à la suite d'un traumatisme, datant de 1864, nécrose étendue du tibia.

7 décembre 1864, amputation de la cuisse, malgré un état général mauvais et malgré les symptômes de tuberculose.

La cicatrisation est très lente. Au bout de quelques mois, marasme, fièvre hectique, amaigrissement, conicité du moignon.

10 février 1866. Conicité du moignon, début d'ulcération de la peau ; douleurs atroces, phénomènes généraux graves ; hecticité.

Mort le 27 mars.

Autopsie : Les deux poumons sont farcis de tubercules crus et ramollis ; ostéo-myélite du fémur.

Obs. XXVI (Bull. Soc. anat., 1867, p. 403).

D..., 3 ans, 3 avril, hôpital Sainte-Eugénie ; service de M. Marjolin. Tumeur blanche du genou, datant de six semaines.

Le 20. Etat général grave, douleurs vives, fièvre intense; râles dans toute la poitrine, respiration rude aux deux sommets, surtout à droite ; soupçon de tuberculisation.

Amputation de cuisse au tiers inférieur, pourriture d'hôpital; Mort le 30.

Autopsie : Nombreux tubercules dans les deux poumons, surtout aux bases ; quelques-uns ramollis.

Obs. XXVII (Bull. Soc. anat., 1867, p. 261).

O... (Félix), 5 ans. Tumeur blanche suppurée du genou et nécrose de l'extrémité supérieure du tibia, datant de cinq mois. Amputation le 21 mars au tiers inférieur de la cuisse. Mort le 1er avril.

Autopsie : Tubercules crus des deux poumons, surtout au sommet droit, qui s'est presque transformé en une masse caséeuse. A gauche, épanchement pleurétique, pas d'abcès métastatiques.

Obs. XXVIII (Dr Duménil, Bull. Soc. de chirurgie, août 1879).

Tumeur blanche de l'articulation tibio-tarsienne, injections répétées de perchlorure de fer, insuccès répétés, amputation de jambe, mort.

Soldat, 27 ans, entre le 25 juillet pour tumeur blanche tibio-tarsienne; lcérations, fongosité.

Divers traitements : cautérisation transcurrente, compression, injections iodées n'amènent pas grande amélioration.

Amputation le 26 novembre.

Mort le 5 décembre.

Autopsie : Epanchement purulent dans la plèvre droite ; dans le poumon gauche, un petit abcès et une caverne entourée de tubercules ramollis.

Obs. XXIX (Verneuil, Arch. gén. de méd., mars 1878).

Amputation de Chopart chez un scrofuleux; pansement antiseptique ouvert; guérison temporaire; huit mois après mort de phthisie.

X..., 38 ans, entre une première fois en 1875 pour deux abcès ossi fluents symptomatiques d'une lésion de la colonne vertébrale : sort amélioré.

Entre l'année suivante pour ostéite tarso-métartasienne. L'état général n'est pas bon : amaigrissement, pâleur, fièvre le soir ; l'auscultation révèle l'existence d'une tuberculisation au début. Douleurs vives dans le pied.

10 juillet 1876, amputation de Chopart. Cessation des douleurs et de la fièvre. Cicatrisation normale.

Au mois de septembre moignon bien conformé, reste un très léger trajet fistuleux. Sort.

Entre de nouveau au mois de novembre avec toux, malaise, amaigrissement, aggravation des symptômes de tuberculisation pulmonaire.

Succombe le 29 mars 1877 à une pleurésie purulente. La fistule s'était rouverte.

Obs. XXX (Verneuil, id.).

Amputation de cuisse au tiers inférieur pour ostéo-arthrite scrofuleuse; pansement ouaté; guérison opératoire; mort cinq mois après.

Renard, couturière, 39 ans, entre le 2 mai 1876, pour arthrite du genou gauche et ostéo-arthrite du tarse et du métatarse du pied droit.

En août, les signes de tuberculisation sont manifestes. La malade réclame l'amputation.

Le 24, amputation ; pansement ouaté.

Cicatrisation lente, à peu près achevée au 15 octobre.

A partir de ce moment, la phthisie fait des progrès rapides, et entraîne la mort dans les premiers jours de janvier 1877.

Obs. XXXI (Verneuil, id.).

Amputation de la cuisse au tiers inférieur de la cuisse pour une ostéo-arthrite scrofuleuse du genou; guérison de l'opération; mort trois mois après.

Chevalier, 33 ans, entre le 21 mars 1866, pour ostéo-arthrite extrêmement douloureuse du genou.

Signes non équivoques de tuberculisation aux deux sommets pulmonaires. Hémorrhagies répétées par les trajets fistuleux.

Amputation le 8 août. Cicatrisation lente, moignon convenable. Dès lors la phthisie marche rapidement.

Mort le 17 novembre. Pleurésie purulente.

Obs. XXXII (Verneuil, Bull. Soc. chir., t. VIII, p. 377).

Amputation de cuisse chez un enfant atteint de tumeur blanche du genou. Tout va bien pendant quelque temps, la plaie est presque fermée, lorsqu'il se fait une perforation du lambeau par l'extrémité du fémur. L'enfant succomba au bout de quelques mois à la tuberculisation pulmonaire.

Obs. XXXIII (Berger, th. agrég., 1875, p. 69).

Tumeurs blanches des articulations du carpe; tubercules des testicules; tuberculisation généralisée; amputation; mort.

Mitenne (Philibert), 45 ans, mars 1872, traumatisme violent sur e poignet gauche, qui devient le point de départ des tumeurs blanches.

Amputation en mars; pourriture d'hôpital; tuberculisation des testicules.

Pendant le mois de novembre, tuberculisation pulmonaire; mor le 8 décembre.

Autopsie: Granulations tuberculeuses dans les deux poumons, quelques-unes en voie de ramollissement, foie gras, tuberculose de tout le système génito-urinaire.

Obs. XXXIV (Chassaignac, Traité de la suppuration, p. 631).

Tubercules des os, du tarse et du métatarse.

Amputation sus-malléolaire le 19 février 1855.

Va bien les premiers jours.

Le 15 mars, l'état général devient mauvais: Amaigrissement, pâleur, toux plus fréquente, aggravation des symptômes thoraciques. Conicité du moignon. Mort le 7 avril.

Autopsie : Infiltration tuberculeuse des deux poumons, généralisée à gauche ; adhérences pleurales multiples. Tibia et péroné nécrosés à l'extrémité libre.

Obs. XXXV (Dr Wahl, in Arch. Langenbeck, t. XIII, p. 669).

38 ans, tailleur. Tumeur blanche du genou.

Maigre, fièvre intense, sueurs ; aux poumons signes peu certains de phthisie ; albuminurie douteuse.

16 février 1870 : amputation de cuisse. La réunion manque ; plaie torpide. L'état s'aggrave. Mort la septième semaine de tuberculose pulmonaires.

Obs. XXXVI (Dr Blasius, Langenbeck's Arch., t. II, p. 538).

Femme 20 ans, carie et fistule au niveau de l'articulation de Chopart ; état général bon, un peu de toux ; tuberculose commençante.

6 mai 1858, amputation de Chopart. La cicatrisation se fait en partie ; mais bientôt l'état général s'aggrave, la cicatrisation s'arrête ; mort en août 1858.

Autopsie : Tuberculose pulmonaire et intestinale.

Obs. XXXVII (Dr Weber, Langenbeck's Arch., t. IV).

Homme 22 ans. Carie des os du tarse, depuis deux ans.

Tuberculose pulmonaire. Amputation en 1851. Mort cinq jours après.

Obs. XXXVIII (Dr Völkers, Langenbeck's Arch., t. IV).

Homme de 41 ans. Tarsalgie suppurée ; hydarthrose du genou. Amputation de la cuisse. Mort dix-sept jours après de tuberculose miliaire.

Obs. XXXIX (Dr Völkers, id.).

H..., 25 ans. Arthrite suppurée du genou ; amputation de la cuisse ; mort trois jours après.

Autopsie : Tuberculose étendue.

Obs. XL (Dr Völkers, id.).

H..., 45 ans. Arthrite, suppurée du genou, amputation de la cuisse. Guérison locale ; mort deux mois après de phthisie miliaire.

Obs. XLI (Dr Völkers, id.).

H..., 34 ans, arthrite tibio-tarsienne suppurée, tuberculose pulmonaire, amputation ; mort sept mois après de phthisie.

Obs. XLII (Dr Eduart Albert, Beiträge zür operation chirurgie, Leipzig, 1880, p. 103).

Thèrèse, 30 ans. Dans la jeunesse, inflammations scrofuleuses de la cornée, glandes du cou. En 1875, pneumonie et pleurésie. En 1876, tuméfaction de l'articulation du pied, puis du genou. En 1877, un médecin fit une incision à la région de la malléole externe ; écoulement d'un fluide séro-sanguinolent. Un mois après un abcès au-dessous de la rotule droite fut ouvert.

Le 10 septembre 1877, entre à la Clinique : carie de l'articulation du pied droit ; carie de la rotule.

Le 10 novembre 1877, amputatiou de la jambe, le cinquième jour érysipèle ; au quinzième jour bon aspect de la plaie, bon état général.

Le 23 janvier résection de la rotule.

Bientôt l'état général faiblit. Au sommet gauche râles à fines bulles; matité à la percussion. Les jambes deviennent œdémateuses ; décubitus ; mort par épuisement.

Autopsie : Tuberculose des deux poumons, du foie, de la trompe droite ; thrombose de la veine crurale droite ; articulation du genou pleine de pus.

Obs. XLIII (Dr Koster, Virchow's Arch., t. XLVIII, p. 95).

H..., 59 ans. Tumeur blanche du genou gauche, dont le début remonte à trois ans ; amputation de la cuisse droite. Mort de pyohémie. *Autopsie* : Foyers tuberculeux anciens aux poumons, à droite caverne ; nulle part tubercules de formation récente. Dans l'articulation, tubercules, quelques uns avec centre caséeux.

Obs. XLIV (personnelle).

Tuberculose pulmonaire; tumeur blanche du coude ; amputation palliative; amélioration de courte durée; mort au vingt-huitième jour.

Goulier (Lucien), âgé de 36 ans, entre le 24 avril 1879 dans le service de M. le professeur Verneuil, salle Saint-Louis, n° 56, pour une tumeur blanche du coude gauche qui le fait horriblement souffrir.

Cet homme nous donne sur ses antécédents les renseignements suivants : peu maladif dans son enfance et sa jeunesse, mais exposé depuis quelques années aux privations et à la misère, il s'est mis, il y a environ trois ans, à tousser et à cracher quelques filets de sang. A partir de cette époque, sa santé s'altère peu à peu ; il maigrit et perd ses forces, il a des transpirations nocturnes abondantes. Au mois de décembre dernier, il entre à l'hôpital Lariboisière où on l'opère d'une fistule à l'anus, qui ne guérit point et continue à suinter légèrement. Vers le commencement du mois de mars, il est pris sans cause apparente de douleur et de gonflement du poignet gauche.

Il entre donc à la Pitié dans un service de médecine, à la fois pour sa toux et pour son affection du coude; cette dernière s'aggravant, il passe en chirurgie où nous l'examinons.

C'est un homme petit, maigre, cachectique, qui présente tout l'habitus du phthisique ; la voix est enrouée, la face amaigrie, les pommettes saillantes, les ongles hippocratiques, etc. Il tousse fréquemment et expectore des crachats muco-purulents.

L'examen de la poitrine donne les signes suivants :

La percussion des deux sommets est douloureuse, les vibrations vocales sont exagérées ; des deux côtés, la voix retentit assez fortement. En avant et à gauche la respiration est soufflante et des râles sous-crépitants nombreux, les signes en arrière sont moins marqués. A droite on entend également une respiration soufflante et des râles sous-crépitants, mais moins gros et moins nombreux.

Il y a en définitive du ramollissement des deux sommets mais sans cavité.

L'état général est mauvais ; l'appétit a disparu ; la fièvre survient à peu près chaque soir et s'accompagne de sueurs abondantes.

Le coude gauche est le siège d'un gonflement énorme.

La pression à distance des surfaces articulaires est très douloureuse;

l'ostéite est manifeste; on sent, en palpant légèrement, des fongosité molasses et des points fluctuants ; toute l'articulation est très sensible; le moindre mouvement est douloureux, l'impotence est absolue ; la peau est œdémateuse, non ulcérée; la température locale est élevée. Ce qui tourmente le plus le malade, ce sont les douleurs vives, des élancements qui se produisent spontanément dans la jointure, malgré son immobilisation. Il existe là une tumeur blanche suppurée très douloureuse et à marche subaiguë.

Pendant deux mois, on se borne à donner au malade des toniques à immobiliser la jointure ; mais les lésions pulmonaires n'en font pas moins des progrès lents et continuels, l'état du coude s'aggrave. Depuis quelque temps, les douleurs qu'éprouve le malade au niveau de la tumeur blanche sont intolérables, et il demande instamment qu'on le soulage, même en faisant le sacrifice de son membre. L'état général n'est guère satisfaisant; la fièvre hectique causée par les lésions pulmonaires et l'arthrite du coude est assez marquée chaque soir, et la température oscille entre 38 et 39°; les sueurs sont abondantes et l'affaiblissement du malade est rapide.

En présence de ces symptômes, M. Verneuil agite la question de l'amputation du bras, non pas dans le but d'obtenir une guérison complète, mais pour soustraire le malade à deux causes d'affaiblissement rapide, l'hecticité à laquelle prend certainement part l'arthrite suppurée du coude et les douleurs intolérables qui poussent le malade à réclamer lui-même l'amputation ; le bras est très maigre, la plaie sera très petite et la suppuration sera très peu abondante. Le meilleur résultat à souhaiter serait que l'opération ne donnât point un coup de fouet aux lésions pulmonaires et que la plaie se cicatrise le plus promptement possible.

Après avoir hésité pendant plusieurs jours encore, M. Verneuil cède aux instances du malade et le 18 juillet pratique l'amputation du bras. On fait une amputation à deux lambeaux.

Comme chez un malade dont l'état général est aussi gravement compromis, la moindre perte du sang peut avoir de graves conséquences, on fait l'ischémie préalable avec la bande d'Esmarck. On perd à peine quelques grammes de sang. On applique un pansement ouaté.

Le soir la température est à 38°,8.

Dès le lendemain de l'opération, bien que gêné par le pansement ouaté, le malade se sent bien soulagé et respire mieux, il tousse moins et expectore assez abondamment; il ne souffre plus, éprouve un bien-être général. La température, qui le matin est encore à 38°, tombe le soir à 36°,6.

Toute la journée du lendemain est apyrétique, 37°,5 le matin et 37°,7 le soir. A partir du quatrième jour, le thermomètre monte le soir vers 38 ou 39, alors que le matin le malade est apyrétique.

L'amélioration se maintient pendant six à sept jours environ.

A partir du septième jour, apparait un hoquet persistant qui semble dû à un peu de pleurésie diaphragmatique. Vers cette époque également l'amélioration des premiers jours disparaît, la toux devient fréquente, quinteuse; l'expectoration purulente est abondante; les sueurs réapparaissent en abondance et la fièvre hectique du soir persiste avec assez de régularité. Dès lors le malade s'affaiblit progressivement.

Le 4 Août. La cachexie est très prononcée. L'examen de la poitrine donne les signes suivants: la percussion est toujours très douloureuse des deux côtés; la submatité est plus étendue à droite et à gauche; à gauche dans la région sous-claviculaire, souffle caverneux et gargouillement. Les râles sous-crépitants sont plus gros et plus abondants; on en constate l'existence dans toute l'étendue du poumon. A droite, les signes sont plus prononcés que lors du premier examen; il n'y a pas de caverne, mais des râles sous-crépitants s'entendent du haut en bas du poumon. En résumé les symptômes physiques ont subi une modification rapide, indiquant l'extension du ramollissement, la formation prompte d'une excavation à gauche.

Le malade se maintient encore jusque vers le 15 août, il s'éteint dans la nuit.

La cicatrisation du moignon s'est faite lentement sans grande suppuration, aucun phénomène particulier ne s'est produit du côté de la plaie d'amputation, et la cicatrisation était à peu près complète lorsque mourut le malade.

Lorsque parut le hoquet qui n'abandonna le malade que dans les quelques jours qui précédèrent la mort, on fit pour le combattre une injection de chloroforme dans la peau de l'épigastre; il en résulta une large eschare qui tomba vers le 10 août.

Un fait intéressant paraît ressortir de l'examen de la marche de la température pendant les quelques jours qui suivirent l'amputation.

La température qui, avant l'opération, oscillait entre 38° le matin et 39° le soir, resta assez élevée pendant trente-six heures au bout desquelles la fièvre disparut, et le thermomètre ne marquait plus que 36°,37.

Il semble que pendant trente-six heures encore le malade resta sous l'influence du poison septique qui ne fut éliminé qu'au bout de ce temps.

Malheureusement les lésions pulmonaires améliorées ou plutô restées stationnaires pendant quelques jours reprirent une évolution rapide et vers le quatrième jour la fièvre hectique vespérale réapparut. Dès ce moment le malade marcha rapidement à la mort.

L'*autopsie* ne fit que confirmer l'existence des lésions qu'avait montrées l'examen de la poitrine. Les deux poumons sont dans toute leur étendue envahie par des foyers caséeux de divers volume, d'autant plus volumineux, plus ramollis qu'on se rapproche davantage des sommets. A gauche existe une caverne dans laquelle on logerait une noix. A la coupe on retrouve çà et là des granulations tuberculeuses qui témoignent de la nature de ces foyers caséeux.

Les deux sommets adhèrent fortement à la plèvre pariétale; de nombreuses adhérences unissent la face externe et inférieure des poumons à la plèvre costale et diaphragmatique. La plèvre médiastine gauche et la face interne du poumon sont fortement unies par des adhérences nombreuses. Le nerf phrénique de ce côté lui adhère intimement au niveau du hile pulmonaire, et avec des tractions assez fortes, on ne parvient à le détacher de la plèvre qu'en déchirant cette dernière : de ce côté également les adhérences entre le péricarde et la plèvre sont assez intimes. Ces diverses lésions donnent une explication suffisante du hoquet.

Les autres lésions n'offrent rien de particulier; la plupart des viscères et surtout le foie sont atteints de dégénérescence graisseuse.

Résections.

1° *Guérisons complètes.*

Obs. XLV (Sidney Jones, Saint-Thomas hosp. Reports, in th. Picard, 1875, p. 79).

Tumeur blanche chez un phthisique ; amputation ; guérison.

Henri W..., 30 ans, pharmacien. Tumeur blanche du genou gauche peu avancée ; tousse depuis longtemps (phthisie, premier degré ; induration des sommets surtout à droite).

17 mai. Le Dr Peacock pratique la résection du genou.

Le 22. Les symptômes du côté de la poitrine ne s'aggravent pas. Au mois de décembre, le malade marchait facilement sans l'aide de béquille ni de bâton : la santé était excellente.

Obs. XLVI (Th. de Roux, 1875, p. 47).

A... 35 ans, couturière, entre à l'Hôtel-Dieu le 4 mars 1873, pour une arthrite tuberculeuse du coude droit datant de plusieurs mois ; trois fistules. Depuis six mois, toux, sueurs nocturnes, amaigrissement considérable, pas d'hémoptysie ; submatité sous la clavicule droite, craquements à ce niveau.

En juin ; résection du coude.

14 septembre. La plaie est en partie cicatrisée ; plus de toux, plus de sueurs ; rien à l'auscultation ; diminution de la sonorité sous la clavicule droite. Revue plusieurs mois après ; articulation reformée, tous les mouvements ; force suffisante ; état général excellent.

Obs. XLVII (Tostivint, th. 1868, n° 161, p. 61. The Lancet, 1857, t. I, p. 310).

W. W..., 9 ans. Coxalgie suppurée. Etat le 22 décembre 1856 : très faible, émacié, sueurs profuses la nuit, soif, fièvre le soir ; toux depuis 1853. Obscurité du son sous les deux clavicules, le respiration est là plus faible ; expiration prolongée.

7 janvier. Résection de la hanche ; grande amélioration.

Juillet. Les symptômes de phthisie ont disparu ; l'état général est excellent ; il quitte l'hôpital.

Obs. XLVIII (Lefort, Acad. de méd., 1861, p. 500. — Ericksen, The Lancet, 1857, t. I, p. 310).

Enfant, 7 ans. Abcès multiples, carie de l'articulation coxo-fémorale, luxation spontanée. Toux depuis 4 ans, peau sèche, sueurs ; matité étendue dans la région sus et sous-claviculaire gauche, murmure respiratoire faible, mais dur ; expiration prolongée.

7 janvier. Résection sous-trochantérienne ; rugination de la cavité cotyloïde.

Juillet. Sort, bon état ; les symptômes de phthisie ont disparu.

Obs. XLIX (Dr Leisrink, Langenbeck's Arch., t. XIII).

Homme, 25 ans ; arthrite coxo-fémorale suppurée ; luxation. Résection ; guérison. Mort trois ans après de tuberculose pulmonaire.

Obs. L (Dr Lucke, Langenbeck's Archiv, t. III, p. 325).

F..., 23 ans. Carie de la tête de l'humérus ; toux, aspect cachectique, sueurs nocturnes ; les poumons paraissent sains. Résection de la tête de l'humérus. Après 5 à 6 semaines, guérison complète ; usage du bras et mouvements assez étendus.

En 1861. 4 ans après l'opération, mort de tuberculose pulmonaire.

Obs. LI (Dr Lücke, id.).

Inflammation scapulo-humérale, ankylose. Etat général bon ; poumons sains ; malgré tout, pâleur et maigreur. Résection en 1859. La plaie guérit par première intention ; au bout d'un an, mouvements très étendus ; malheureusement il meurt quelques mois après de tuberculose.

OBS. LII (Dr Völkers, Langenbeck's Archiv, t. IV).

H..., 26 ans, colxagie suppurée ; résection. La guérison n'est pas complète lorsque le malade sort ; il reste quelques fistules.

Mort trois ans après de tuberculose pulmonaire.

OBS. LIII (Dr Völkers, id.).

H.. , coxalgie suppurée ; résection ; sort guéri pouvant marcher. Deux ans après mort tuberculeux.

2° *Guérisons incomplètes.*

OBS. LIV (Cadeau, th. Paris, 1874, p. 29).

K... (Nicolas), 38 ans, entre le 17 octobre 1873, service de M. Verneuil, hôpital de la Pitié, n° 3. Août 1872. Sans cause, abcès en arrière de la malléole. Mars 1873, second abcès, en avant. M. Nepveu fait l'évidement du péroné, passe un drain.

Le malade qui, depuis une pleurésie en 1870, toussait continuellement, avait été pris depuis la formation de ces abcès de toux plus intense, de sueurs, de légères hémoptysies.

L'évidement amène une amélioration de tous les symptômes.

Trois mois après, nouvel abcès ; entre à l'hôpital en octobre 1873 : gonflement de la région tibio-tarsienne, plusieurs trajets fistuleux ; mauvais état général, toux, fièvre, sueurs ; diminution de la sonorité au sommet gauche ; craquements humides à gauche, secs à droite.

15 septembre. Evidement du péroné ; la fièvre cesse ; la toux diminue, les sueurs se suppriment, l'appétit revient.

15 mars. Etat général bon ; le malade est néanmoins obligé de garder le repos.

Obs. LV (Th. Tostivint, 1868, p. 66).

B..., âgée de 7 ans. Service de Giraldès. Entre le 6 avril 1866, pour une coxalgie de la hanche droite avec luxation spontanée. Douleurs très vives. Tentatives multiples de conservation ; appareils inamovibles, pas d'espoir de guérison ; l'état général s'aggrave : toux, sueurs, hémoptysies, signes à l'auscultation de phthisie avancée.

17 juillet. Résection, amélioration de l'état général.

Octobre. Plaie cicatrisée; quelques trajets fistuleux.

Juin. Bon état général ; tousse encore, mais signes des sommets moins marqués; bon appétit.

Obs. LVI (Szymanowski, Med. zeit. Bussland, 1857, nº 23).

Caroline B.... Carie tuberculeuse des os de la main datant de trois ans ; fistules multiples ; tuberculose pulmonaire, santé déplorable.

Le 11 mars. Résection radio-carpienne.

3 mai. Suppuration presque tarie. Elle quitte la clinique quelques jours après pour se rendre aux bains de mer.

Obs. LVII (Bœkel, Contribution à l'étude de la résection du poignet, Strasbourg, 1867).

Michel H..., 22 ans. Entre le 2 août 1866 à la clinique chirurgicale pour une tumeur blanche du poignet.

Résection le 27 septembre 1866 ; la suppuration reste abondante ; l'état général s'affaiblit.

8 janvier 1867. Amputation.

Juillet, le malade est amaigri, cachectique ; tout fait prévoir une issue fatale par suite de la phthisie.

Obs. LVIII (Dr Fock, Arch. Langenbeck, t. I, p. 180).

Fille de 13 ans. Coxalgie à droite, début en 1859 ; pas de lésions internes appréciables, mais fièvre hectique, pâleur, affaiblissement. Résection le 9 janvier. La plaie se nettoie lentement. En avril la plaie est presque cicatrisée ; mais l'état général ne s'améliore guère ; elle commence à tousser, à suer la nuit. On réagit par la thérapeutique et l'hygiène. Depuis 4 semaines amélioration. La tuberculose à ce moment est peu avancée ; un seul sommet semble infiltré autant qu'on peut se fonder sur une matité légère et quelques râles.

3° *Morts.*

Obs. LIX (Bull. Soc. anat., 1875, p. 662).

Melhomme (Alexandre), 15 ans, journalier. Coup sur la hanche en 1853, depuis douleurs.

Entre en 1875 ; coxalgie avec adduction et flexion de la cuisse sur l'abdomen ; trajets fistuleux ; malgré la maigreur de l'enfant, l'état général est bon et les poumons sains. Toniques pendant deux mois.

1er mai. Résection de la hanche. Suppuration prolongée du foyer de résection, abcès multiples. 28 octobre. Mort. *Autopsie* : Méningite tuberculeuse.

Obs LX (Bull. Soc. anat., 1865, p. 442).

S... (Jules), 5 ans. 13 juin 1864. Coxalgie suppurée gauche. Délicat, pâle, tousse depuis longtemps, sueurs, amaigrissement, diarrhée ; l'état général empire malgré tout traitement.

Résection le 17 mai 1865.

Amélioration pendant les premiers jours, puis vers la fin de mai, mauvais aspect de la plaie. Mauvais état général, prostration, toux, sueurs.

Mort le 10 juin. *Autopsie* : Tuberculose des deux poumons sous forme d'infiltration.

Obs. LXI (Picard, th. Paris, 1875, p. 74).

Em. R..., 21 ans, domestique, entre à Guy's Hospital le 3 février

1874 pour une tumeur blanche du genou, avec subluxation. L'état général est satisfaisant.

Le 13 février. Résection ; pansement phéniqué.

4 mars. Jusque là l'état local est excellent ainsi que l'état général ; mais vomissements, maux de tête, agitation, carphologie, eschares ; Mort. *Autopsie* : Méningite tuberculeuse.

Obs. LXII (Th. Boucher, 1871, p. 78).

Sch. T..., 16 ans, est atteinte de coxalgie gauche remontant à un an et demi. Abcès, douleurs vives. Tous les traitements échouent.

16 mai. Résection de la hanche ; pas de complications locales mais fièvre, diarrhée.

Le 11 juillet. Hémoptysie ; dès lors toux, sueurs nocturnes, fièvre, alternative de diarrhée et de constipation ; suppuration séreuse.

22 juillet. Hémoptysie abondante, meurt dans la nuit.

Autopsie : caillots dans les bronches ; trois cavernules au sommet droit, quelques tubercules dans les sommets et aux lobes moyens.

Obs. LXIII (Giraldès, Chirurgie des enfants, 1869, p. 662).

M... (Charles), 9 ans. Coxalgie avec luxation du fémur, douleurs.

Résection le 2 mai 1867. Pendant les premiers jours tout va bien. Suppuration abondante séreuse. A partir du 15 juillet les forces diminuent ; plaie blafarde.

A partir du 1er septembre la fièvre s'allume, symptômes de pleurésie. Mort le 5 novembre.

Autopsie : Epanchement pleurétique considérable à gauche ; tubercules aux deux sommets des deux poumons à une période peu avancée de leur évolution.

Obs. LXIV (Giraldès, id., p. 709.

M... (Jules), 10 ans, entre le 3 avril pour une tumeur blanche du genou gauche avec subluxation ; l'état général est assez bon pour motiver une intervention sérieuse.

22 mai. Résection du genou. Jusqu'au 11 juin tout va bien ; à cette époque diphthérie de la plaie ; la santé générale se maintient.

5 juillet. Abcès au-dessus de la plaie ; drainage.

Le 24, toux, pâleur ; il est à craindre que les poumons ne se tuberculisent ; il n'y a cependant rien de notable ; nouveaux abcès.

16-30 août. Aggravation de l'état général, toux, fièvre.

Octobre. Œdème des membres ; affaiblissement extrême. Mort le 1er novembre.

Autopsie : Poumons, nombreux tubercules, pas de cavernes, le foie est hypertrophié, graisseux ; pas d'autres lésions importantes.

Obs. LXV (Fergusson, Lancet, 1856, t. II, p. 515, th. de Follet, 1867, Paris).

J. G..., 36 ans. Tumeur blanche du poignet datant de 16 mois, abcès, fistules. Résection totale en avril.

Juillet. Les plaies sont presque guéries ; survient une poussée tuberculeuse ; mort en octobre, les plaies suppurent encore.

Obs. LXVI (Lister, Lancet, 1865, t. I, p. 363, th. Follet).

S..., 46 ans. Phthisique ; résection totale pour le soulager des douleurs extrêmes que lui occasionne une tumeur blanche du poignet très avancée. Meurt de phthisie sept semaines après l'opération.

Obs. LXVII (Fergusson, Lancet, 1854, t. I, p. 98, th. Follet).

G..., 22 ans, tumeur blanche du poignet datant de 9 mois, fistules multiples. En août 1851, résection. Sort ; 9 mois après les plaies suppurent encore. Mort en mai 1852 avec toux, diarrhée, sueurs nocturnes, etc., phthisique.

Obs. LXVIII (Med. Times and Gaz., 1861, p. 444, th. Good, 1860).

8 ans, garçon. Coxalgie aiguë, suite de chute, matité aux deux sommets des poumons ; résection. Trois mois après, mort. Les deux poumons sont remplis de tubercules avec cavernes à chaque sommet.

OBS. LXIX (Smith, Med. Times and Gaz., mars 1863, 281, p. 319 et th. de Good, 1869).

Enfant. Carie de l'articulation coxo-fémorale ; resection ; 2 mois après, mort. *Autopsie* : Tubercules des deux poumons, phlébite diffuse du membre opéré.

OBS. LXX (Holmes, Lancet, août 1864, th. de Good).

Garçon, 7 ans, coxalgie droite suppurée ; résection, suppuration de la hanche gauche trois semaines après ; quelques mois plus tard mort de phthisie.

OBS. LXXI (Bardeleben, Archiv Langenbeck, 1863, th. de Good).

Garçon, 2 ans. Carie de la tête du fémur ; résection de la tête ; sort guéri trois mois après ; mort quelque temps après de méningite tuberculeuse.

OBS. LXXII (Idem).

G..., 10 ans. Coxalgie datant de 21 mois ; résection, mort après 10 semaines, tuberculose pulmonaire et intestinale.

OBS. LXXIII (Archiv Langenbeck, 1866, p. 745, th. de Good).

G..., 23 ans. Coxalgie suppurée ; résection ; 15 jours après mort de tuberculose pulmonaire.

OBS. LXXIV (Doutrelepont, Berlin. klin. Wochens., 1866, n° 35, th. de Good).

F..., 16 ans. Coxalgie suppurée, résection ; 15 mois après carie étendue à tout le bassin ; tuberculose pulmonaire, dégénérescence graisseuse des viscères.

Obs. LXXV (th. de Good, p. 87).

Thomas R..., 15 ans, service de M. Barwell. Coxalgie suppurée, cachexie profonde.

16 juillet 1867. Résection.

22 août. Mort, pus dans les selles, Autopsie, tubercules du poumon droit, abcès iliaque, fusées purulentes.

Obs. LXXVI (Bardeleben, Archiv Langenbeck, 1866, p. 749 et th. de Good).

H..., 23 ans, coxalgie depuis six mois. 1er novembre résection ; mort le 20 décembre ; *autopsie*, caverne grosse comme une cerise au sommet droit, indurations pulmonaires périphériques, thromboses iliaques.

Obs. LXXVII (Lefort, Mém. de l'Ac. de méd., 1861, p. 500 et The Lancet, 1857, t. II, p. 390).

Abcès, carie coxo-fémorale, phthisie avancée ; résection, mort quelques jours après de phthisie.

Obs. LXXVIII (Lefort, id., The Lancet, id.).

Enfant 10 ans, cachectique, signes de phthisie au troisième degré, sueurs, moribond ; coxalgie suppurée, luxation ; résection ; mort de phthisie dix semaines après.

Obs. LXXIX (Archiv Langenbeck, t. XIII, p. 213).

Catherine B..., 18 ans ; tumeur blanche du genou droit : signes de phthisie au début.

24 avril. Résection du genou ; à la fin de la cinquième semaine la cicatrisation est presque complète, reste une fistule. En juin, abcès, érysipèle ; la phthisie évolue rapidement ; mort le 10 septembre, six mois après l'opération de phthisie galopante.

Obs. LXXX (Doutrelepont, Archiv Langenbeck, t. VI).

W..., 32 ans, tumeur blanche du coude, fistules; tousse un peu; légère infiltration des sommets. Résection le 17 décembre 1861. Dès les premiers jours amélioration ; la suppuration de la plaie est très abondante.

La tuberculose augmente; en cinq mois progrès énormes.

La malade meurt avant la cicatrisation. *Autopsie* : Tuberculose des poumons, dégénérescence amyloïde des reins, du foie, de la rate.

Obs. LXXXI (Smith, Amer. med. Times, february 1861).

Enfant de 8 ans, coxalgie datant de huit mois, consécutive à un traumatisme ; matité des deux sommets ; résection, mort trois mois après l'opération ; cavernes aux deux poumons.

Obs. LXXXII (Humphry, 1860, Med. Times and Gaz., 1861, p. 44).

Femme 19 ans, coxalgie datant de deux ans, abcès par congestion. Résection. Mort six mois après l'opération de phthisie.

Obs. LXXXIII (Dr Leisrink, Archiv Langenbeck, t. XII, statistique de résection de la hanche).

10 ans, coxalgie depuis un an et demi, carie de la tête du fémur; état cachectique; résection. Mort dix semaines après l'opération de phthisie pulmonaire.

Obs. LXXXIV (Dr Leisrink, idem).

23 ans, coxalgie suppurée, cachexie, fièvre au moment de l'opération; résection. Mort cinquante et un jours après de phthisie pulmonaire.

Obs. LXXXV (Dr Leisrink, idem).

Femme, 18 ans, coxalgie datant de deux ans et demi, fistules à l'épine iliaque antérieure et supérieure, cachexie ; résection. Mort vingt et un jours après l'opération de phthisie pulmonaire.

Obs. LXXXVI (Dr Leisrink, idem).

Homme, 17 ans, coxalgie du côté gauche, signes non douteux de phthisie; résection, mort soixante-quinze jours après de phthisie pulmonaire.

Obs. LXXXVII (Dr Leisrink, idem).

Garçon de 10 ans, coxalgie scrofuleuse; catarrhe des sommets, résection. Mort quatre mois après de phthisie et d'épuisement.

Obs. LXXXVIII (Dr Leisrink, idem).

24 ans, coxalgie depuis quatre mois, matité aux deux sommets. signes de phthisie; résection; quelque temps après pyohémie, carie vertébrale, mort.

Obs. LXXXIX (Dolbeau, Gaz. des hôp., 1865, no nov.).

Enfant morte dans le service de M. Marjolin plus d'un an après une résection de la hanche pour une coxalgie ancienne avec rétraction de la cuisse et douleurs très vives, arrachant des cris. L'opération avait été surtout faite pour soulager l'enfant car elle était épuisée par la cachexie et la tuberculose. « Je crois que l'enfant eût guéri si les forces avaient été suffisantes, et surtout si elle n'eût point eu de tubercules dans ses deux poumons. »

Obs. XC (Dr Fock, Archiv Langenbeck, t. I, p. 180).

Homme 22 ans, coxalgie datant de cinq mois; matité au sommet droit, râles douteux, pas de toux, pas de crachats. Résection le 27 septembre 1859; jusqu'au 10 octobre état local satisfaisant; impression vive par la nouvelle d'une mort. 18 octobre, mort par pyohémie. *Autopsie* : Tubercules au sommet droit, de volume variable.

Obs. XCI (Dr Esmarh, Archiv Langenbeck, t. I).

19 ans, coxalgie suite de contusion, ayant débuté un an aupara-

vant; cachexie; résection le 24 janvier; le patient semble se relever le 31, l'état s'aggrave; le 6 février frisson; le 9, mort de pyohémie. *Autopsie* : Pas de foyers purulents mais nombreux tubercules miliaires et quelques petites cavernes anciennes.

Obs. XCII (Dr Lucke, Archiv Langenbeck, t. II, p. 318).

Fille, 4 ans, arthrite chronique du genou, tuberculose au début; résection, la plaie guérit presque complètement, mais mort de tuberculose et de suppuration des vertèbres avant la cicatrisation complète.

Obs. XCIII (Dr Völkers, de Kiel, Archiv Langenbeck, t. IV).

Homme de 21 ans, coxalgie suppurée, cachexie; résection; mort dix-sept jours après de phthisie aiguë.

Obs. XCIV (personnelle) (1).

Fistule pyo-stercorale au voisinage de la crête iliaque; phthisie au début; fièvre hectique; trépanation de l'os iliaque; évolution rapide de la phthisie; mort.

Cardaillaguet (Adrien), âgé de 23 ans, entre le 10 avril 1879 dans le service de M. le professeur Verneuil, salle Saint-Louis, n° 28. Ce malade de constitution scrofuleuse, né d'une mère morte poitrinaire, fit en 1875 un premier séjour dans le service. A cet époque M. Verneuil pratiqua une résection de la crête iliaque vers son tiers postérieur, pour une fistule purulente qu'il supposait partir d'un abcès ossifluent de la fosse iliaque interne. L'état général du malade était à ce moment assez satisfaisant, aussi l'opération réussit-elle complètement. Pendant deux ans, C... resta presque guéri, il ne portait qu'une très petite fistule.

Vers le mois de mars 1878, apparaissent des douleurs vives dans l'aine, des troubles digestifs presque continuels, consistant en coliques et en diarrhée. Dès lors, il se met à maigrir et à perdre rapidement

(1) Cette observation a été recueillie et publiée à un autre point de vue par mon collègue et ami M. Weiss, dans sa thèse : Étude sur la trépanation de l'os iliaque, 1880.

ses forces. Le trajet fistuleux s'est rouvert et donne passage à du pus. Il se soigne chez lui pendant quelques mois.

Bientôt avec le pus il s'écoule par la fistule des matières verdâtres, bilieuses. Dès lors sa santé s'altère de plus en plus, et de temps à autre il est pris d'accès fébriles et de diarrhée.

Il entre à la Pitié le 10 avril 1879.

Etat actuel : Ce jeune homme est maigre, assez cachectique, épuisé qu'il est par une diarrhée presque continuelle et des accès fébriles très fréquents.

On constate toujours un énorme empâtement de la fosse iliaque interne droite; par le trajet fistuleux, il se fait un écoulement de bile et de matières stercorales. Les viscères ne paraissent point altérés, cependant il faut faire des réserves au sujet des poumons, car C .. tousse et le sommet présente des signes suspects : expiration prolongée et soufflante en avant, diminution de la sonorité et de l'élasticité normale à la percussion.

Le 17 mai, M. Verneuil trépane la crête iliaque, enlève un large fragment osseux, dans l'espoir de tomber sur l'orifice intestinal et de l'oblitérer séance tenante. On ne trouve pas l'orifice de communication, on remet l'opération à une autre fois.

Pendant les premiers jours l'état général paraît se maintenir, mais à partir de la fin de mai son état s'aggrave rapidement.

La toux est continuelle, la dyspnée s'accroît de jour en jour, l'expectoration est abondante; des râles sous-crépitants s'entendent dans toute la poitrine; le malade maigrit rapidement, la diarrhée devient presque continuelle. Il succombe le 15 juillet; l'évolution de la phthisie avait, sous l'influence du traumatisme chirurgical, marché avec une rapidité toute particulière.

Autopsie : Les poumons sont criblés de tubercules caséeux, du volume d'un grain de mil à celui d'un pois. Il n'y a pas encore de caverne. Le cœur est flasque, légèrement graisseux. Le foie est très volumineux, graisseux ; on trouve, à sa surface péritonéale de nombreuses granulations tuberculeuses ; on n'en voit point à l'œil nu, dans le parenchyme.

Les reins sont assez gros, graisseux; dans le rein droit il existe un gros tubercule caséeux du volume d'un pois ; çà et là quelques petits tubercules. La muqueuse de l'intestin grêle est parsemée d'ulcérations tuberculeuses. Sur certaines anses qui présentent des ulcérations plus profondes et plus nombreuses, on voit extérieurement des cordons blancs irrégulièrement renflés, moniliformes, formant en certains points des réseaux confluents, ailleurs des cordons volumineux rampent sous le péritoine; tous aboutissent au mésentère et de là se rendent dans une série de petits ganglions lymphatiques, durs, qui à la coupes sont caséeux.

Ces cordons qui sont évidemment des vaisseaux lymphatiques contiennent un magma blanc caséeux.

Le cæcum présente de larges ulcérations de même nature; un orifice de 1 centimètre environ se trouve à la face postérieure de cet organe et fait communiquer largement l'intestin avec le foyer purulent rétro-cæcal. L'os iliaque ne présente aucune trace d'altération actuelle, l'échancrure large qui résulte de l'opération fait largement communiquer avec l'extérieur ce foyer de suppuration.

Deuxième groupe : Arthrite tuberculeuse primitive.

Observation I (Brissaud, Revue mensuelle, 1877, p. 469).

Tumeur blanche du genou; amputation; guérison.

Félicien D..., 37 ans, entre à l'hôpital Beaujon, le 3 octobre 1877 pour une arthrite du genou gauche. Grand, vigoureux, pas d'antécédents tuberculeux dans sa famille. Chute sur le genou en mai; arthrite avec épanchement intra-articulaire. Au bout de vingt jours est renvoyé en convalescence presque guéri.

Récidive, rentre à l'hôpital le 30 juin 1878. Arthrite fongueuse, douleurs très vives. La guérison paraissait fort peu probable; les douleurs, l'immobilité prolongée pouvaient bientôt exercer une fâcheuse influence sur l'état général.

L'amputation de la cuisse fut décidée et pratiquée par M. Tillaux, e 19 juin 1878.

Depuis ce jour aucun accident. La plaie est aujourd'hui cicatrisée (juillet) et le malade peut être considéré comme guéri. L'auscultation démontre l'intégrité absolue des poumons.

L'examen histologique de la pièce prouve qu'il s'agit d'une *arthrite fongueuse tuberculeuse.*

Obs. II (Köster, Virchow's Archiv, t. XLVIII, p. 95).

Jean J..., 78 ans. Amputation de la cuisse pour une tumeur blanche du genou avec abcès et trajets fistuleux. L'examen de la poitrine ne fit constater que l'existence d'une bronchite simple (?). Le malade était déjà cachectisé.

Bientôt après l'opération les manifestations thoraciques disparurent et le malade se rétablit complètement. En revanche, il se développe dès les premiers jours un gonflement du moignon avec tuméfaction de l'os. La plaie n'est pas formée, sans doute parce que la surface de section de l'os a donné lieu à un peu de nécrose.

Obs. III (Köster, idem).

32 ans. Scrofuleux, atteint de carie de l'articulation du pied gauche; 17 novembre 1868. Amputation de la jambe. L'examen anatomique démontre qu'il s'agit de tuberculose articulaire. Mort de pyohémie.

Autopsie : Foyer métastatiques dans les poumons; pas de traces de tubercules.

Obs. IV (Köster, idem).

G. M..., enfant de 13 ans. Grêle, scrofuleux, fut, le 19 janvier 1869, amputé de la jambe droite à la suite d'une arthrite du pied avec de vastes abcès et deux fistules. Il s'agissait également de tuberculose articulaire. L'examen de la poitrine a enlevé tout soupçon de tuberculose pulmonaire. Après l'opération le malade se rétablit promptement.

Note additionnelle.

Amputation chez un scrofuleux pour une tumeur blanche du genou droit : bientôt après tumeur blanche du genou gauche, puis du coude. (Observation personnelle.)

Henri V..., 29 ans, comptable, entre le 6 février 1879, salle Saint-Louis, nº 23, service de M. Verneuil. Cet homme nous donne sur ses antécédents les renseignements suivants, remarquables à plus d'un titre. V... a été nettement scrofuleux dans son enfance ; la gourme, les maux d'yeux, etc., qu'il a eus dans ses premières années ne laissent aucun doute à cet égard. Néanmoins, il se porta assez bien jusqu'en 1879. A cette époque, devenu soldat, il souffrit de la fatigue, des privations, et sa santé fut ébranlée. Il fut envoyé bientôt après sur les pontons où il resta vingt deux mois. Déjà depuis quelque temps il souffrait un peu du genou droit ; son séjour sur les pontons, où l'hygiène et l'alimentation laissaient fort à désirer, aggrava son état. En mars 1872, il fut soigné à Rouen ; le genou était gonflé, la jambe à demi fléchie, les douleurs étaient assez vives. Légèrement amélioré, il revient à Paris en février 1873 ; l'état local est à peu près le même. Il reste pendant 10 mois au lit, mal ou incomplètement soigné chez lui. Enfin en juillet 1874, les douleurs devenant plus intenses, il entre à l'hôpital Beaujon. A cette époque l'état général bien qu'affaibli n'était pas mauvais, il ne toussait pas. On l'ampute, il guérit assez rapidement. Il sort au mois de décembre en bon état.

Il se met à travailler, il gagne à peu près de quoi vivre. Mais bientôt le genou gauche devint douloureux. Le repos au lit, l'application de vésicatoires amènent quelque soulagement ; il reprend son travail Une nouvelle récidive l'arrête de nouveau. Même traitement. Il traîne ainsi pendant trois ans avec des alternatives de bien et de mal. Enfin, en 1878, les phénomènes du côté du genou gauche deviennent plus graves ; la jambe se fléchit à angle droit. Il entre dans le service de M. Verneuil. A cette époque l'état général est assez bon ; il ne tousse point. La poitrine est intacte. On fait l'extension, puis on immobilise au moyen d'un appareil silicaté. Au bout de quelques mois on l'envoie, presque guéri, à Vincennes, d'où il sort bientôt et rentre chez lui. Aussitôt le coude droit devient douloureux et il ne peut travailler; le genou gauche devient de nouveau malade ; il se soigne chez lui pendant deux mois, puis il entre pour la seconde fois au service de M. Verneuil au mois de février 1879. A cette époque, la tumeur blanche du genou gauche a fait des progrès, l'articulation est volumineuse, remplie de fongosités ; la jambe est demi fléchie ; les douleurs sont assez vives. On fait avec des poids l'extension lente, on immobilise la jointure. L'articulation du coude droit est également le siège d'arthrite fongeuse ; on immobilise. Traitement antiscrofuleux.

A partir de ce moment V... perd l'appétit, pâlit et maigrit rapidement ; la nuit il éprouve des sueurs abondantes. Il ne tousse pas. Pendant les 10 mois que nous observons le malade, on immobilise les jointures atteintes.

Au mois de décembre l'arthrite du coude est à peu près guérie, les fongosités ont presque disparu ; les mouvements sont peu étendus, mais se font sans douleur. Le genou va également beaucoup mieux, mais les mouvements sont encore douloureux et les fongosités, bien que moins volumineuses, existent toujours. L'etat général est moins bon qu'au commencement de l'année. V... a fait dans le service même plusieurs rhumes. Il tousse actuellement un peu. Il n'a pas eu d'hémoptysie. L'examen de la poitrine donne les signes suivants : à la percussion, à gauche moins de sonorité en avant et en arrière qu'à droite. A l'auscultation, à droite, en avant et en arrière, respiration faible, mais pas de craquements. A gauche un peu d'expiration prolongée, mais pas de craquements. En résumé l'auscultation de la poitrine laisse douteux, quoique probable, le diagnostic de tuberculose.

Au mois de mars 1880, le malade est toujours dans le service, son état est à peu près le même.

Ainsi donc voici un malade qui est en traitement à l'hôpital depuis plus d'un an. Il va mieux évidemment, mais il n'est pas guéri. On retarde l'évolution de la scrofule articulaire ; on éloigne l'époque d'apparition presque certaine de la phthisie ; on le fait vivre mais on ne le guérit pas.

TABLE DES MATIÈRES

Paris. — A. PARENT, imp. de la Faculté de Médecine, r M.-le-Prince, 29-31

www.ingramcontent.com/pod-product-compliance
Ingram Content Group UK Ltd.
Pitfield, Milton Keynes, MK11 3LW, UK
UKHW051021210726
13857UKWH00007B/1080